华西医学大系

解读"华西现象"

讲述华西故事

展示华西成果

华西专家答疑读本

慢性肾脏病防治问答

HUAXI ZHUANJIA DAYI DUBEN

MANXING SHENZANGBING FANGZHI WENDA

名誉主编　付　平　陶　冶　刁永书

主　编　马登艳　陈　懿　温　月　石运莹

副主编　温　怡　陈志文　王　芳　罗　燕

四川科学技术出版社

图书在版编目（CIP）数据

慢性肾脏病防治问答 / 马登艳等主编. -- 成都：
四川科学技术出版社, 2020.1（2022.1重印）
（华西专家答疑读本）
ISBN 978-7-5364-9709-2

Ⅰ.①慢… Ⅱ.①马… Ⅲ.①肾疾病—慢性病—防治
—问题解答 Ⅳ.①R692-44

中国版本图书馆CIP数据核字（2020）第020501号

华西专家答疑读本
慢性肾脏病防治问答

主　　编　马登艳　陈　懿　温　月　石运莹

出 品 人　程佳月
策划编辑　罗小燕
责任编辑　陈　欢　任维丽
封面设计　象上设计
版式设计　大　路
责任校对　廖　茜
责任出版　欧晓春
出版发行　四川科学技术出版社
地　　址　四川省成都市青羊区槐树街2号　邮政编码：610031
成品尺寸　156mm×236mm
印　　张　15　字　数　300千
印　　刷　四川省南方印务有限公司
版　　次　2020年5月第1版
印　　次　2022年1月第3次印刷
定　　价　43.00元

ISBN 978-7-5364-9709-2

本书编委会

（排名不分先后）

主　编

　　　　马登艳　陈　懿　温　月　石运莹

副主编

　　　　温　怡　陈志文　王　芳　罗　燕

编　委（按姓氏笔画排序，排名不分先后）

　　　　刁永书　马登艳　马金燕　王　芳

　　　　王　艳　石　镜　刘莉莉　苏东美

　　　　张　华　宋晓丽　李雪芹　吴逍玉

　　　　陈志文　陈崇诚　陈　霞　陈　懿

　　　　罗　燕　胡晓坤　黄月阳　黄肖容

　　　　温　月　温　怡　薛　莲

《华西医学大系》总序

　　由四川大学华西临床医学院/华西医院（简称"华西"）与新华文轩出版传媒股份有限公司（简称"新华文轩"）共同策划、精心打造的《华西医学大系》陆续与读者见面了，这是双方强强联合，共同助力健康中国战略、推动文化大繁荣的重要举措。

　　百年华西，历经120多年的历史与沉淀，华西人在每一个历史时期均辛勤耕耘，全力奉献。改革开放以来，华西励精图治、奋进创新，坚守"关怀、服务"的理念，遵循"厚德精业、求实创新"的院训，为践行中国特色卫生与健康发展道路，全心全意为人民健康服务做出了积极努力和应有贡献，华西也由此成为全国一流、世界知名的医（学）院。如何继续传承百年华西文化，如何最大化发挥华西优质医疗资源辐射作用？这是处在新时代站位的华西需要积极思考和探索的问题。

　　新华文轩，作为我国首家"A+H"出版传媒企业、中国出版发行业排头兵，一直都以传承弘扬中华文明、引领产业发展为使命，以坚持导向、服务人民为已任。进入新时代后，新华文轩提出了坚持精准出版、精细出版、精品出版的"三精"出版发展思路，全心全意为推动我国文化发展与繁荣做出了积极努力和应有贡献。如何充分发挥新华文轩的出版和渠道优势，不断满足人民日益增长的美好生活需要？这是新华文轩一直以来积极思考和探索的问题。

基于上述思考，四川大学华西临床医学院/华西医院与新华文轩出版传媒股份有限公司于2018年4月18日共同签署了战略合作协议，启动了《华西医学大系》出版项目并将其作为双方战略合作的重要方面和旗舰项目，共同向承担《华西医学大系》出版工作的四川科学技术出版社授予了"华西医学出版中心"铭牌。

人民健康是民族昌盛和国家富强的重要标志，没有全民健康，就没有全面小康，医疗卫生服务直接关系人民身体健康。医学出版是医药卫生事业发展的重要组成部分，不断总结医学经验，向学界、社会推广医学成果，普及医学知识，对我国医疗水平的整体提高、对国民健康素养的整体提升均具有重要的推动作用。华西与新华文轩作为国内有影响力的大型医学健康机构与大型文化传媒企业，深入贯彻落实健康中国战略、文化强国战略，积极开展跨界合作，联合打造《华西医学大系》，展示了双方共同助力健康中国战略的开阔视野、务实精神和坚定信心。

华西之所以能够成就中国医学界的"华西现象"，既在于党政同心、齐抓共管，又在于华西始终注重临床、教学、科研、管理这四个方面协调发展、齐头并进。教学是基础，科研是动力，医疗是中心，管理是保障，四者有机结合，使华西人才辈出，临床医疗水平不断提高，科研水平不断提升，管理方法不断创新，核心竞争力不断增强。

《华西医学大系》将全面系统深入展示华西医院在学术研究、临床诊疗、人才建设、管理创新、科学普及、社会贡献等方面的发展成就；是华西医院长期积累的医学知识产权与保护的重大项目，是华西医院品牌建设、文化建设的重大项目，也是讲好"华西故事"、展示"华西人"风采、弘扬"华西精神"的重大项目。

《华西医学大系》主要包括以下子系列：

①《学术精品系列》：总结华西医（学）院取得的学术成果，学术影响力强；②《临床实用技术系列》：主要介绍临床各方面的适宜技术、新技术等，针对性、指导性强；③《医学科普系列》：聚焦百姓最关心的、最迫切需要的医学科普知识，以百姓喜闻乐见的方式呈现；④《医院管理创新系列》：展示华西医（学）院管理改革创新的系列成果，体现华西"厚德精业、求实创新"的院训，探索华西医院管理创新成果的产权保护，推广华西优秀的管理理念；⑤《精准医疗扶贫系列》：包括华西特色智力扶贫的相关内容，旨在提高贫困地区基层医院的临床诊疗水平；⑥《名医名家系列》：展示华西人的医学成就、贡献和风采，弘扬华西精神；⑦《百年华西系列》：聚焦百年华西历史，书写百年华西故事。

我们将以精益求精的精神和持之以恒的毅力精心打造《华西医学大系》，将华西的医学成果转化为出版成果，向西部、全国乃至海外传播，提升我国医疗资源均衡化水平，造福更多的患者，推动我国全民健康事业向更高的层次迈进。

《华西医学大系》编委会

2018年7月

再版说明

　　《专家解答肾脏病的防与治》自2016年6月出版以来，得到专业领域内专家们的一致认可，获得肾脏病患者的广泛好评，并荣获第二十五届（2016年度）中国西部地区优秀科技图书三等奖。

　　该书以问答的形式呈现，站在患者的角度提问，由专家给予科学的答疑和指导，深入浅出，通俗易懂，适于普及肾脏病科普知识，使广大肾脏病患者更加清楚地认识和了解肾脏病，提高肾脏病患者的生活质量。

　　出版本书的初衷是为普及肾脏病相关知识，为慢性肾脏病患者严格自我管理生活、规律治疗提供科学的指导。四川大学华西医院肾脏内科的专家们结合肾脏病学的发展趋势，并收集肾脏病患者的反馈信息，再次组织临床、教学、科研一线具有丰富临床和教学经验、有高度责任感的专家和学者对本书进行修订，重点增加了儿童慢性肾脏病、妊娠与慢性肾脏病以及中医保健知识，内容更加全面。修订后的新版本更具科普性、可读性、实用性和指导性。

　　由于水平有限，本书存在的不当和疏漏之处敬请专家、读者批评指正！

序

　　相信对慢性肾脏病我们都不陌生，现今慢性肾脏病患者已是庞大群体。相关调查显示我国慢性肾脏病的发病率逐年上升，城市中每10人就有一例，但临床上确诊的慢性肾脏病患者远少于实际患病的人数。不可否认，慢性肾脏病已经成为我国名副其实的高危病种。

　　慢性肾脏病不是单独的系统疾病，它与高血压、糖尿病、高脂血症、痛风以及心脑血管疾病有着密切关系。一方面，慢性肾脏病可导致上述疾病发生、发展；另一方面，高血压、糖尿病的发展又常常导致肾脏发生病变。

　　临床工作中，我目睹了各种各样的慢性肾脏病患者，疑惑的、紧张的、绝望的、满怀希望的……是的，他们并不了解慢性肾脏病。我也听闻各种各样的慢性肾脏病"治疗方案"，街边广告、网络宣传、现身说法等等。

　　种种原因促使我和我的团队去完成这本书，为普及肾脏及肾脏病相关知识，为慢性肾脏病患者严格管理自己的生活以及规范治疗提供科学的依据。本书没有深奥的理论，没有复杂的医学术语，我们以通俗易懂的语言和简洁明了的解释，让正饱受慢性肾脏病折磨的患者及家属对肾脏病真正有所了解，获得科学、规范的指导，以积极的心态面对生活！

　　该书共九章，内容全面，图文并茂，深入浅出，通俗易懂。全书采用问答的形式，主要根据专家们在临床工作中经常遇到的各种问题，站在患者的角度提问，并给予科学的解答，努力贴近患者需求和实际。应该说，它既是一部普及慢性肾脏病的科普读本，同时也是一本慢性肾脏病患者规范治疗和用药的指导用书。

陶　冶

前　言

　　作为一种慢性疾病，慢性肾脏病已成为威胁人类健康的公共卫生问题之一。近年来，慢性肾脏病的发病率逐渐上升，且呈现年轻化的趋势。其发病机制尚不明确，临床表现隐匿，起病时没有明显症状，许多患者开始就医时就已经发展成尿毒症，因而延误了治疗时机。因此，认识和了解慢性肾脏病，早期发现、早期诊断、早期治疗尤为重要。

　　本书分为基础知识篇、发现篇、疾病知识篇、辅助检查篇、治疗与用药篇、肾脏替代治疗篇、生活起居篇、营养保健篇、中医保健篇共九章。全书采用问答的形式，随着疾病的发生发展阶段，对患病过程中的常见问题给予全面答疑，内容涵盖慢性肾脏病发病的开始阶段至疾病的治疗及预后阶段，不仅涉及配合医护人员的辅助检查、治疗、临床用药，还针对性地对慢性肾脏病患者的生活起居、营养保健提供指导。

　　本书图文并茂，浅显易懂，贴近生活，便于读者直观、清楚地理解。既有对简单的疾病基础知识答疑，更从细处着眼，根据临床工作中常见的问题，对患者及家属的实际问题给予答疑和科学指导。本书少讲理论，多讲方法；对问题的解释努力做到通俗易懂，尽量避免专业术语，针对性及实用性强，适合患者、患者家属和护理人员。

付　平

目 录

第三章　疾病知识篇

一、慢性肾小球肾炎　　　021

第五章　治疗与用药篇

第六章　肾脏替代治疗篇

第九章　中医保健篇

结语　198

附录

参考文献　206

第一章

基础知识篇

1. 肾脏在哪里?

答: 正常人有两颗肾脏,左右各一,形如蚕豆,分为前后两面,上下两端,内外侧两缘。

它位于腹后壁,腹膜腔的外侧,脊柱两侧的脂肪囊中。右肾上临肝脏,位置较左肾略低。正常肾脏的位置可随呼吸和体位而轻度改变,上下移动均在1~2 cm(图1-1)。

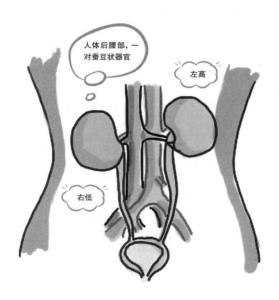

图 1-1 肾脏的位置

2. 肾脏有多大？

答： 肾脏为实质性器官，大小因人而异。正常成年男性肾脏的平均体积为11 cm×6 cm×3 cm，右肾略小于左肾。男性肾脏的体积和重量略大于同龄的女性，其平均重量约为150 g，而女性肾脏平均重量约为135 g。

3. 肾脏里面都有什么？

答： 从肾脏的纵切面可以看到，肾实质分为皮质和髓质两部分（图1-2）。

皮质位于髓质表层，约占1/3，新鲜时呈红褐色，由100多万个"过滤器"（即肾单位）组成。所谓肾单位，其由肾小体（又称肾小球）和肾小管组成，是肾的结构和功能的基本单位。肾小球完成肾脏滤过功能，清除体内代谢产物和毒物；肾小管吸收肾小球滤出的有用物质，如氨基酸、糖、小分子蛋白质和矿物质等。

髓质位于皮质深部，约占2/3，由10余个肾锥体组成，锥体的尖端终止于肾乳头。肾乳头被肾小盏包绕，每个肾有7~8个肾小盏，相邻2~3个肾小盏合成一个肾大盏，肾大盏再汇合成漏斗状的肾盂，下接输尿管。

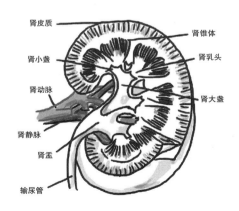

图 1-2　肾脏的组织结构

4. 肾脏有什么作用?

答:①排泄功能。排泄是指机体将物质代谢的终产物、过剩的或者不需要的物质经过血液循环由排泄器官排出体外的过程。人体的肾脏就好比一个"筛子",24小时不停地清洁过滤血液,将人体内多余的水分和代谢产生的废物(毒素)排出体外,默默地扮演着体内"清道夫"的角色。如果肾脏受损,代谢产物和有毒物质不能排出,潴留体内,不断发展,最终导致尿毒症,危及生命。

②调节功能。肾脏参与调节水、电解质和酸碱平衡,维持人体内环境相对恒定。如果肾脏受损,就不能很好地调节体内的这些平衡,导致尿少、高血压、浮肿、电解质紊乱等症状的出现。

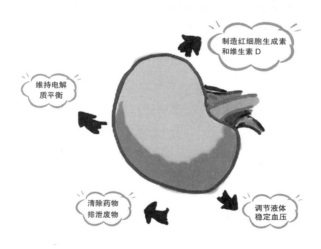

图1-3　肾脏的作用

③内分泌功能。肾脏能分泌多种激素和生物活性物质,如肾素(升血压)、前列腺素(降血压)、促红细胞生成素(调节骨髓红细胞的生成)等。如果肾脏受损,促红细胞生成素合成减少,不能促进红细胞的生长和成熟,就会贫血;肾素和前列腺素分泌不均衡,就会引起血压的异常。

（温怡　薛莲　吴逍玉）

第二章

发现篇

1. 您的肾脏健康吗?

答:肾脏是身体重要的排泄器官,每天24小时过滤和清洁我们身体内的血液,形成尿液并排出代谢废物。同时,肾脏也分泌各种激素,担负着帮助维持体液平衡、血压平稳和促进血液代谢等责任。

肾脏功能如此强大,却是一个十分脆弱的器官。流行病学调查显示,成人慢性肾脏病(CKD)患病率达13.0%,CKD已成为世界范围内新的流行病,且呈增长趋势。约2%的CKD患者最终进展为终末期肾病,需要进行透析治疗或肾移植。因此,我们应时刻关注肾脏健康,留意它发出的"求救"信号。慢性肾脏病早期临床表现隐匿,往往易被忽视。下述方法有助于您发现有无肾脏方面疾病的信号。

①观察尿液,如尿中泡沫多且持续不退,提示可能有蛋白尿或糖尿;尿呈浓茶色、酱油色或淘米水样时,应及时就医。

②尿频、尿急、尿痛,每次量少,可能是泌尿道感染。

③清晨起床时颜面水肿、不明原因贫血、顽固高血压等,提示可能存在肾脏病。

④早期发现慢性肾脏病的最简便且有效的方法是定期做尿常规检查。

但是上述方法只是自我判断肾脏健康的筛选方法,您的肾脏是否健康，需要医生结合各种临床依据才能确定，因此建议您定期体检，而不是凭自我感觉进行主观判断。

2. 什么是慢性肾脏病？

答：慢性肾脏病是绝大多数的肾脏疾病的临床统称。当患者的尿液和血液的相关指标出现异常，或肾脏病理学、影像学发现异常，或者肾脏的肾小球有效滤过率低于60%（正常成人肾小球滤过率为125 ml /min），时间超过3个月时，都可诊断为慢性肾脏病。

国际肾脏病学会对慢性肾脏病的定义为：肾损害（血、尿成分异常或影像学、病理学检查异常）超过3个月，有或无肾小球滤过率（GFR）异常；肾小球滤过率<60 ml /min，且超过3个月，有或无肾损害证据，以上两条中有一条满足，即可诊断为慢性肾脏病。

3. 慢性肾脏病是如何分期的？

答：美国国家肾脏基金会制定的《慢性肾脏病分期指南》根据患者临床表现的严重程度，是否存在并发症以及疾病对预后的影响程度，将慢性肾脏病的病程划分为 5 期，其中肾小球滤过率（GFR）是慢性肾脏病患者病情严重程度分期的重要依据（见表2-1）。

表 2-1　慢性肾脏病分期

分期	描述	GFR（ml/min）	治疗计划
1期	肾损害，GFR正常或升高	≥90	延缓肾脏病的进展，减少心血管疾患危险因素
2期	肾损害，GFR 轻度下降	60～89	估计肾脏病进展的快慢
3期	肾损害，GFR 中度下降	30～59	评估和治疗并发症
4期	GFR严重下降	15～29	准备肾脏替代治疗
5期	肾功能衰竭	<15或透析	肾脏替代治疗

4. 慢性肾脏病有哪些病因及易患因素？

答：①慢性肾脏病的病因主要有两大类，即原发性肾脏疾病和继发性肾脏疾病。原发性肾脏疾病包括急、慢性肾小球肾炎，肾病综合征，慢性肾盂肾炎，多囊肾，肾结石，肾癌等；继发性肾脏疾病包括糖尿病、高血压、系统性红斑狼疮、痛风、其他系统肿瘤、药物损害等引起的肾脏疾病。在发达国家，糖尿病肾脏疾病、高血压肾小动脉硬化是引起慢性肾脏病的主要原因；在国内，近年来由于生活水平的提高，生活节奏的加快，糖尿病相关慢性肾脏病已取代肾小球肾炎相关慢性肾脏病成为我国慢性肾脏病的首要病因，这与我国糖尿病发病率不断升高关系密切。而原发性肾小球肾炎及高血压性肾病仍是慢性肾脏病的重要病因，绝不可忽视。儿童慢性肾脏病患儿的病因则以先天性肾脏和泌尿系统畸形最为常见。

②慢性肾脏病的易患因素主要有：a.年龄（如老年）；b.不良的生活习惯，如长期的高盐高脂饮食、高蛋白饮食、酗酒、过度劳累、肥胖、抽烟等；c.感染，如呼吸系统、泌尿系感染或全身感染、肝炎病

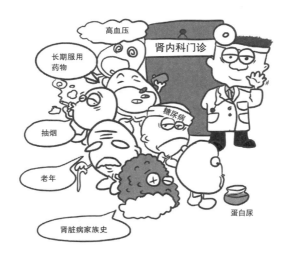

图 2-1　慢性肾脏病的易患因素

毒（如乙型或丙型肝炎病毒）感染等；d.药物损害，应用肾毒性药物史，特别是抗生素中的庆大霉素、氨基糖苷类等，以及解热镇痛药，造影剂，中药中的雷公藤、木通、牵牛子、苍耳子等；e.尿路梗阻，结石、肿瘤，或腹腔内包块压迫引起的尿道梗阻；f.中毒，农药、重金属、鱼胆、蜂毒、蛇毒等；g.其他疾病，慢性肾脏病家族史（包括遗传性和非遗传性肾病）、糖尿病、高血压、高脂血症、高尿酸血症、自身免疫性疾病、泌尿系或全身肿瘤、心血管病、贫血、出生时低体重等；h.其他危险因素，环境污染、经济水平低、医保水平低、教育水平低等。

5. 观察肾功能状况主要看哪几个指标？

答：观察肾功能状况主要看以下几个指标：a.估算肾小球滤过率；b.尿蛋白/尿肌酐；c.血尿素氮；d.血肌酐；e.尿常规；f. 24小时尿蛋白定量；g.尿微量蛋白；h.肾超声检查；i.尿渗透压。其中以前3种最为重要。

6. 慢性肾脏病有哪些异常信号？

答：对于肾脏病，早期发现是及早治疗的关键。然而，肾脏是一个任劳任怨的脏器，储备代偿能力很强，在受损初期甚至中期可以没有明显的症状。虽然慢性肾脏病早期往往没有明显症状，但是也是有迹可循的，当发现以下情况时应及时就诊：

①疲乏。当肾脏功能不好时，很多废物难以通过尿液排泄出去，同时，蛋白质等营养物质也会从肾脏漏出，通过尿液流失掉，就会出现精神不振、疲劳、乏力等感觉。很多人会以为是过于劳累，或是其他原因，而忽视肾脏问题。

②水肿。清晨起床时常见眼睑浮肿或颜面水肿，劳累后加重，休息后减轻。有时会出现在身体低垂部位，如脚踝部、双下肢。常伴有体重的增加。

③食欲减退、恶心、呕吐。肾脏出现问题时，毒素水平升高会导致肠胃出现问题，往往表现为饱腹、不思饮食、恶心、呕吐等现象。所以，想要呵护肾脏健康，对于肠胃不好的状况也要加以注意。

④小便有泡沫、尿色异常、夜尿次数增多。尿里有泡沫的原因有很多，肾病也会引发这一现象。如果蛋白质从肾脏漏到了尿里，尿就会起许多泡沫。经常留意我们排出的尿液也能发现早期肾脏病。尿色异常与食物、药物有一定关系，也有可能是肾脏疾病的表现，需要检查尿常规进一步明确。夜尿次数增多是肾脏浓缩功能减退的早期表现之一，也是早期高血压肾病特征性表现，需要尽早至医院检查尿常规和肾功能。

⑤贫血。贫血的患者经常会去血液科就诊。其实，肾脏除了有排泄废物等功能外，还有分泌造血激素的功能，因此贫血也是肾功能损害的一大信号。

⑥高血压。高血压可以引起高血压肾病，也叫高血压肾损害；肾脏病也会导致高血压，即肾性高血压，是肾脏疾病的表现之一。中国高血压指南中疾病史增加了慢性肾脏病，所以高血压病患者一定要进行尿检，要多加注意，避免将肾性高血压误认为普通高血压，从而忽略了肾脏病的存在。

⑦痛风、高尿酸血症。这两种病症都和肾脏有着紧密的关系，不仅是肾脏不健康的表现，还会导致肾脏的健康状况进一步的恶化。这是因为这二者都是由于血液尿酸高而引发的，而尿酸排不出与肾脏功能有关，此外沉积在肾脏的尿酸还容易形成尿酸盐结晶甚至结石，导致肾脏健康进一步受损。

⑧骨痛。慢性肾脏疾病患者会出现钙磷代谢紊乱，引起骨痛、骨质疏松等肾性骨病，如果发生不明原因的骨折或经常觉得腰背疼痛，经骨科检查没有异常的，一定要检查肾脏。

⑨腰痛。肾区酸痛不适、隐隐作痛或持续疼痛，排除腰椎的问题

后应检查肾脏。

因此，如果出现以上症状，应及时确诊，以期早发现肾脏疾病，进而早期治疗。

7. 正常尿液中有哪些成分？

答：人吃喝拉撒，每天都要排出大量的代谢废物。其中部分产物主要通过尿液排出，正常成人每天的尿液平均约为1 500 ml。其中，水分约占了95%，剩下的5%主要是一些固体物质。这些固体物质是营养成分在人体内分解之后形成的废弃物，主要包括尿素、尿酸、肌酐、无机盐、含氮物质、电解质和不能挥发的酸类物质等。当然，尿液的成分也不是恒定的，随着每天饮食种类的不同和喝水量的多少会发生一定的变动。比如，吃肉比较多时，尿里的酸类物质就比较多；而吃蔬菜比较多时，尿里的酸类物质就比较少。

8. 怎样判断尿量是否正常？

答：正常人每天尿量为1 000～2 000 ml，平均约为1 500 ml。男性1 500～2 000 ml/d，女性1 000～1 500 ml/d，婴儿400～500 ml/d，幼儿500～600 ml/d，学龄前儿童600～800 ml/d，学龄儿童800～1 400 ml/d。

正常人每天有35～50 g的代谢产物和盐类等需通过肾脏以尿的形式排出体外，溶解这些固体物质最低水量需要500 ml左右，故每个人每天至少要排出500 ml尿。尿量与每日的饮水量、运动、出汗和气候等因素都有密切的关系。正常情况下，如果饮水量较多，尿量也会增多，反之，饮水较少或出汗较多时，尿量也会减少。若24小时尿量超过2 500 ml称为多尿；若24小时尿量少于400 ml或每小时尿量小于17 ml，称为少尿；若24小时尿量少于100 ml，称为无尿。

9. 什么是排尿异常?

答:常见的排尿异常包括尿频、尿急、尿痛和排尿困难。

①尿频是指排尿次数增多,想尿又尿得不多。

②尿急是一想尿就得立即排尿,有时还会因来不及而导致尿湿内裤。

③排尿时伴随疼痛就是尿痛。

④排尿困难见于以下两种情况:a.排尿时需站立片刻才能排尿,或者需要用力或手挤压下腹,尿液才能排出,这就是排尿费力;b.排尿时有些患者会出现尿液迟迟不能排出,尿流细小,有中断、分叉及尿后反滴等现象。

10. 什么是夜尿增多?

答:夜尿增多就是指夜间尿量超过白天尿量或者夜间尿量超过750 ml。原本不起夜的人,突然出现夜间尿频、多尿的异常表现,可能与肾脏病有关。夜尿增多常出现在肾功能损害后,肾脏丧失了部分功能,白天不能完全排出体内的代谢产物,必须夜晚加班以排泄废物,造成尿量增多。当然夜尿增多还有其他的原因,例如前列腺肥大、尿路感染、糖尿病和服用某些药物等,因此一旦发现夜尿增多,应及时到医院就诊,以查明病因得到正确的治疗。

11. 夜尿增多和肾脏有什么关系?

答:夜尿增多预示着肾功能减退。当肾功能不全时,随着病情的进展,健存的肾单位数目不断减少,代谢废物潴留于体内,残存肾单位需不分昼夜地连续工作,因此表现为夜尿增多;肾小管间质病变时,因肾浓缩尿液的能力减退,重吸收水分减少,病变早期即出现尿液增加。所以,如果出现夜尿增多,要警惕肾功能不全,及时去医院检查肾功能情况。但是夜尿增多要与多饮水后尿液增多及因精神紧张所致尿液增多相区别。

12. 什么是血尿？

答：血尿是指尿中红细胞异常增多的现象，正常人尿中没有或偶见红细胞（图2-2）。主要分为两类：镜下血尿和肉眼血尿。镜下血尿是指肉眼看不出而在显微镜下才能观察到尿液的变化，通常离心沉淀后的尿液镜检每高倍视野有3个以上红细胞，需要检查尿常规。肉眼血尿则是肉眼可以看见尿液外观呈洗肉水样或含有血凝块，一般每升尿液中的血液大于1 ml。

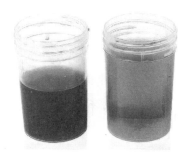

图 2-2　血尿与正常尿

13. 尿色变红就是得了肾炎吗？

答：这种说法不对。发现尿的颜色变红应分清是真性血尿还是假性血尿。全身疾病如血液病、风湿病、感染性疾病等，药物如氨基比林、苯妥英钠、利福平、酚红等的不良反应，以及女性月经期间等也可引起血尿，此外，剧烈运动也可引发功能性血尿。因此在发现尿的颜色变红时应首先排除是否是假性血尿。若与上述无关，则可能为泌尿系统疾病引起，如肾小球肾炎、肾盂肾炎、泌尿道结石、结核或肿瘤等。总之，发现尿色变红，应进一步查明病因，以免耽误病情。

14. 憋尿的坏处，您知道多少？

答：很多人都有憋尿的习惯，认为忍一时不会对身体造成伤害，不会特别的在意。其实憋尿对人的健康是非常不利的：

①最直接的危害是导致尿路感染，因为憋尿影响了正常的规律排尿过程，尿液滞留在膀胱过久，会增加细菌感染的机会；再者，憋尿后膀胱内压力增高，细菌易沿着输尿管上行至膀胱及肾脏，出现急性膀胱炎、尿道炎等泌尿系统疾病，严重者还会影响到肾脏功能。

②当开始有尿意时一直憋着不去小解，膀胱就会出现过度的膨胀，膀胱肌肉会逐渐变得松弛无力，收缩力量变弱，日后很容易有尿频、尿失禁的困扰。

③憋尿还会使尿液中的有毒物质不能及时排出体外，延长了尿液中致癌物质对膀胱的作用时间，容易诱发膀胱癌。

④老年人憋尿，由于膀胱颈部和后尿道部经常处于充血、水肿状态，如果男性有前列腺增生，女性有膀胱颈部增生等病变时，便会诱发尿潴留，这样，即使想排尿也排不出了。

15. 什么是蛋白尿？

答：正常人尿中蛋白质的含量小于150 mg/d，当由于疾病因素导致尿中蛋白质含量持续增加，直到24小时尿液中蛋白质含量大于150 mg时就称为蛋白尿（图2-3）。尿液检查中，出现下列任何一条，即为蛋白尿：

①尿蛋白定性实验阳性，也就是常说的尿蛋白定性。

②尿蛋白/尿肌酐>200 mg/g。

③尿蛋白定量>150 mg/d。

其实自己就可以判断是不是蛋白尿，注意观察尿液，如果有比较多的泡泡，甚至像打鸡蛋出现的泡沫一样，而且长时间存在，就有很大可能是蛋白尿。当然还是需要到医院进行尿检才能最后确定。有些病人，特别是男性，排尿结束时有很多泡沫，但是尿液检查都正常，是为什么呢?把这些人的尿液静置2小时，泡沫就会消失，不会长时间存在，因为这些泡沫是与液体冲击有关而不是肾病造成的。

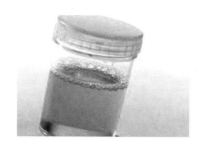

图2-3　蛋白尿

16. 正常人有蛋白尿吗?

答：正常人尿中排出的蛋白质一般为40~80 mg/d，上限为150 mg/d，称为生理性蛋白尿，由于量少，常规化验检测为阴性；若尿中排出的蛋白质超过150 mg/d，即属于异常蛋白尿。患肾病时，蛋白质滤出较多，过多的蛋白质进入终尿就形成了蛋白尿。但是当正常人饮水很少时，尿液过于浓缩，尿量也减少，则单位容积内含蛋白量就增多，所以正常人亦可出现尿蛋白阳性。此外，人体在剧烈运动、重体力劳动、情绪激动、过热、过冷或在应激状态下时，尿中的蛋白含量也会增加，这是一过性蛋白尿，在几小时或数天后无须特殊治疗即可恢复正常，因此呈现一过性蛋白尿时不用过于惊慌。

17. 怎样自己检查尿蛋白?

答：尿蛋白的家庭自我检查方法主要是通过尿蛋白试纸（图2-4）来进行。尿蛋白试纸是尿蛋白半定量快速检验试纸。具体操作方法如下：

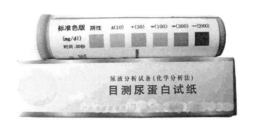

图 2-4　蛋白尿试纸

①患者首先把尿留置在一个干净的容器里面，然后用尿蛋白试纸进行半定量的检测，经过大约50秒，就会发现如果尿中蛋白多，试纸颜色就会深一些。根据颜色的深浅与参照表对照，找到表示蛋白的"+"号有多少，越多"+"代表尿中蛋白的浓度较高。"+"增多只是表示所测尿液样本中蛋白的含量较高，不一定表示尿蛋白排泄总量多，因为"+"的多少代表尿蛋白浓度，即受检时尿液中蛋白的浓度。如果和对比值相符合，就代表有一定量的尿蛋白。那么就应该考虑到医院做进一步检查。

②建议做晨尿的检验，并且要留清洁的中段尿液。如果怀疑查出的结果有问题，那么就要注意勤查，通常对于患者来说每周至少查一次，正常人可每1~3个月查一次，如果没有问题也应该至少半年查一次。

18. 尿中有蛋白，一定是肾炎吗？

答：这种说法不对。首先，临床上常可见到不少生理性蛋白尿，日常生活中受到一些刺激，如寒冷、疼痛、姿势不当、运动过度、食用过多的蛋白质，都可能会引起蛋白尿，刺激消除后，蛋白尿即消失。其次，各种细菌性感染，如肾盂肾炎、肾结核、败血症等亦可导致尿蛋白阳性；非感染性疾病，如肾结石、多囊肾、肾淀粉样变性以及休克、严重肌肉损伤、发热、黄疸、甲状腺功能亢进、溶血性贫血及白血病等，也可导致尿蛋白阳性。再者，如果随便收集一次尿去检查尿蛋白，它的临床意义是不大的，即使结果是阳性也不能确诊为肾病，但检查晨尿就要准确得多，且可排除体位性蛋白尿，只要晚饭后饮水适量，次晨的第一次小便尿蛋白阳性即提示可能有肾病，但确诊依赖于做24小时尿蛋白定量检查。因此，如果化验查出尿蛋白，确实应优先考虑是否得了肾病，但不排除以上其他的可能。

19. 肾炎是由感染引起的吗？

答：肾炎是肾小球肾炎的简称，那么肾炎是否是由细菌直接入侵肾脏而引发的炎症呢？事实上肾炎并非是细菌感染发炎。目前大多数观点认为肾炎的发生机理属于免疫性损伤。肾脏组织中有炎症反应，但这是由于免疫反应所致的炎症，而不是由细菌感染直接引起的炎症。不过，在临床上有些肾炎的发生的确与细菌感染有一些关系。常见的有以下两种情况：

①急性链球菌感染后肾小球肾炎或病毒感染后急性肾炎，这些都是微生物进入机体作为一种抗原，引起机体产生相应的抗体导致免疫反应，而引起肾炎。

②感染可以加重原有的肾脏病。如原有肾炎，在某种情况下合并细菌感染，这些感染激发了机体的免疫反应而间接加重了肾小球肾炎的损害，加重病情。

因此不是所有的"肾炎"都需要用抗生素，要严格掌握应用指标。要弄清楚"肾炎"用抗生素（抗菌药）的目的是消灭或控制肾外细菌感染病灶，从而间接清除进入机体的抗原，减轻机体免疫损害而达到减轻或治疗肾炎的效果。

20. 腿肿一定是得了肾病吗？

答：这种说法不对。腿肿就是下肢水肿，即组织间隙内的体液增多。下肢水肿的原因有很多种，常见的有：

①肾脏疾病引起的下肢水肿。包括：a.肾炎性水肿，首先发生的部位在眼睑、颜面部、头皮等组织疏松处，然后发展至足踝、下肢，重者呈全身性，可伴血压升高；b.肾病性水肿，多从下肢开始，一般较严重，发展较迅速，常为全身性凹陷性水肿，体位最低处为甚。

②心功能不全引起的下肢水肿。水肿先从身体的下垂部位开始，逐渐发展为全身性水肿。可伴有右心衰竭和静脉压升高的其他症状和体征，如心悸、气喘、颈静脉怒张、肝大，甚至胸水、腹水等。

③肝功能不全引起的水肿。各种肝脏疾病晚期出现门静脉压升高、低蛋白血症、肝淋巴液回流障碍、继发性醛固酮增多等症状是水肿与腹水形成的主要机制。

④内分泌病变引起的下肢水肿。如甲状腺功能亢进（甲亢）性水肿，类似象皮腿。

⑤药物引起的下肢水肿。常见的引起下肢水肿的药物有可乐定、肼屈嗪、米诺地尔、甲基多巴等；其次是激素类药物，有皮质类固醇、雌激素、黄体酮、口服避孕药等。

⑥静脉源性水肿。下肢深静脉血栓形成和慢性静脉功能不全常导致单侧性疼痛、触痛、水肿和红斑。

因此，腿肿不一定是得了肾病，引起的原因很多，应及时到医院检查。

21. 水肿越重，肾脏病越严重吗？

答：这种说法不对。临床上，很多病人经常会问为什么肿得比自已厉害的病人恢复得比自己快呢？实际上，水肿与疾病严重度并非成正比。引起水肿的原因较为复杂，包括：

①肾小球滤过率下降，但球—管失衡，即肾小管重吸收功能相对正常。

②肾素—血管紧张素—醛固酮系统激活致水钠潴留。

③大量蛋白质丢失致血浆胶体渗透压降低，水分从血管内渗出。

总之，水钠潴留和水分跑进组织间隙是造成肾性水肿的基础。有些慢性肾脏损害，尽管肾组织破坏严重，但肾小管重吸收水分的能力降低更明显，此时，即使肾小球滤过率已降得很低，由于肾小管重吸收能力比肾小球滤过率更差，没有水钠潴留，所以病人可以没有水肿或水肿很轻，但实际上治疗效果不理想，预后较差。

某些肾脏损害并不太严重的肾病综合征病人，肾脏的病理改变仅为微小病变，基底膜损害的电荷屏障为主，但由于大量白蛋白丢失，使病人血浆胶体渗透压下降，水分移向组织间隙，同时由于水分外移，血容量下降，激活肾素—血管紧张素—醛固酮系统，致水钠潴留。这种病人水肿严重，可出现胸水、腹水或心包积液，像个大"水袋"。但对治疗敏感，预后较好，临床治疗效果很明显。

因此，水肿的程度与肾脏损害的程度之间没有直接关系。

22. 尿蛋白越多，肾脏病就越严重吗？

答：这种说法不对。虽然尿蛋白是诊断肾炎的重要依据和评定肾炎治疗效果的重要指标之一，但是肾脏的病变程度与尿蛋白的"量"并不完全成正比，而与尿蛋白的"质"有关。即有时尿蛋白的量虽多，并不一定就说明肾脏病严重，而是要根据尿蛋白的成分来判断。如尿毒症晚期因肾单位绝大部分毁损，尿蛋白反而减少甚至消失。再比如重症肾小球肾炎尿蛋白并不一定很多，但是尿中却有大量的颗粒管型或蜡样管型，而这两种管型均为病情严重的象征。因此，尿蛋白量多少不能完全说明肾病严重程度，必须结合临床症状和其他肾功能检查进行全面分析，才能做出正确判断。但长期大量蛋白尿，对肾功能有明显损害，应当积极治疗，使尿蛋白降至每日1 g以下，才能有效地保护肾功能。

23. 肾脏病都会出现腰疼吗？

答：肾脏疾病引起的腰痛特点多为腰部不适、腰部酸胀或刀绞样疼痛，可发生在一侧，也可两侧同时发生，持续时间长，活动或劳累后加重，休息后好转。如急性肾盂肾炎、肾结石、肾栓塞、肾肿大、梗阻性肾病及肾周围有化脓性炎症时，都会出现剧烈腰痛。但是患了肾脏疾病的人，并非都有腰痛的感觉。如慢性肾小球肾炎，其中除了IgA肾病，其他慢性肾炎一般均无腰痛的感觉，甚至病情进展至慢性肾功能衰竭，也未必会感到腰痛。所以出现腰痛并不等于就是有肾脏疾病，应进一步做尿常规检查、肾功能检查、肾脏B超等，以明确腰痛是否由肾脏疾病所引起。

24. 皮肤瘙痒与肾脏病有关吗？

答：皮肤瘙痒是由组胺、蛋白酶、血管舒张素以及某些肽素等物质刺激皮肤引起的一种不快感觉，某些反复发作的、广泛而顽固的瘙痒，常是某种疾病的信号。慢性肾功能不全时，皮肤瘙痒很常见，其发生率高达86%。主要原因为血中尿素氮、肌酐、蛋白衍生物增多，继发甲状旁腺功能亢进，钙、磷代谢紊乱，钙盐、尿素沉积于皮肤，皮肤干燥、周围神经病变所致瘙痒。

25. 为什么慢性肾脏病必须早期防治？

答：慢性肾脏病作为一种"沉默"的疾病，可悄无声息地缓慢进展，慢性肾脏病后期并发症多、预后差，医疗费用明显增加。因此，提高对慢性肾脏病的认识，若能早期发现、早期诊断、早期治疗，对减少和延缓慢性肾脏病的发生、发展具有重要意义。慢性肾脏病的早期阶段，患者大多无自觉症状，如果不进行尿液、血液、影像学的检查，很难发现。因此，要做到早期防治，就必须做到早期诊断。要提高患者的健康体检意识，这样才能使慢性肾脏病在无症状的早期阶段就能得到明确诊断，尽早治疗，从而减慢慢性肾脏病的发展。

26. 导致肾功能恶化的危险因素有哪些？

答：①有效血容量不足可使肾小球滤过率下降，加重慢性肾衰。

②感染。部分低蛋白血症和长期使用免疫抑制剂的肾病患者，身体的抵抗力下降，容易并发呼吸道感染，有时可出现各种弥漫性肺部炎症病变如细菌、病毒、真菌等甚至混合感染，严重感染常可诱发急性间质性肾炎，加重肾损害。

③过度劳累。部分患者在隐匿病程中或患有肾脏病时，未引起重视，在各种形式（如旅行、搬家、装修新房等）的过度劳累后病情进展，加速肾功能恶化。此外，精神因素在疾病进展中也起着重要的作用。

④肾毒性药物的使用。氨基糖苷类抗生素、磺胺药及非类固醇类消炎药及X线造影剂等药物的使用可加重肾功能损害，值得注意的是有些中药（如关木通等）也可能导致肾小管损害，应避免过量使用。

⑤高血压。大多数原发性肾小球疾病在疾病早期或病情发展阶段会出现不同程度的高血压，若病程中未能正确控制血压，持续的中、重度高血压会加速肾小球硬化及肾小动脉硬化，从而加速肾功能损害，同时还会引起左心室扩大、心力衰竭。此外，不少患者在一次高血压危象后会发展为尿毒症。

⑥高脂血症、高血糖、高钙血症和高尿酸血症也可导致肾功能恶化。

⑦其他。长期大量蛋白尿、尿路梗阻、妊娠等也可导致肾功能恶化。

（马登艳　罗燕　张华）

第三章
疾病知识篇

一、慢性肾小球肾炎

1. 什么是慢性肾小球肾炎?

答:慢性肾小球肾炎简称慢性肾炎,是指蛋白尿、血尿、高血压、水肿为基本临床表现,起病方式多种多样,病情迁延,病程缓慢进展,可有不同程度的肾功能减退,具有肾功能恶化倾向和最终将发展为慢性肾衰竭的一组肾小球病。如果平时小便的时候发现尿液颜色有改变,要考虑是否患有慢性肾炎。该病以青年最多,小儿亦常见。

2. 慢性肾小球肾炎从何而来?

答:慢性肾小球肾炎发病少数为急性肾炎时间较长没有痊愈所致,绝大多数起病即为慢性。有些慢性肾炎患者过去有急性肾炎史,肾炎症状已消失多年,误认为已经痊愈,其实其患肾炎后肾脏受到的损伤一直在继续缓慢进行,经若干年后,肾脏受损程度越来越重,肾功能逐步下降,其肾炎的症状又复出现,成为慢性肾小球肾炎。然而多数人的肾脏炎症从开始就是隐匿性,病人无明显急性肾小球肾炎的表现，但炎症呈缓慢发展，经若干年后变成慢性肾小球肾炎。

3. 肾炎和肾病有何区别？

答：肾炎和肾病是两组不同概念的肾脏疾病。肾炎是最常见的肾病，得了肾病却不一定是肾炎。换句话说，肾病是很大的学科，肾炎只是肾病中的一小部分。

①肾炎又称肾小球肾炎，是常见的肾脏疾病，由免疫介导的（"免疫"就好比货车）、炎症介质参与的（"炎症"就好比货车上的货物），最后导致肾组织发生炎性改变，引起不同程度肾功能减退的一组肾脏疾病。按起病急缓分为急性肾小球肾炎、慢性肾小球肾炎、急进性肾小球肾炎和隐匿性肾小球肾炎，临床上统称为肾炎。本病可有多种病理类型，如系膜增殖性肾炎、局灶节段硬化性肾炎、膜增殖性肾炎、膜性肾炎、增生硬化性肾小球肾炎等。肾炎的主要表现有蛋白尿、血尿、水肿和高血压、肾功能异常等。

②肾病的范围很广，只要肾脏有病，统统叫肾病。常见的有肾盂肾炎、所有的肾小球肾炎、过敏性紫癜肾炎、狼疮性肾炎、肾囊肿、类风湿性关节炎的肾损伤、IgA肾病、糖尿病肾脏疾病、肾病综合征、肾结石、肾性高血压、先天性多囊肾、乙肝相关性肾炎、药物性所致急性间质性肾炎、肾功能衰竭等。

4. 哪些人属于慢性肾小球肾炎的高危人群？

答：①曾经患有急性肾炎史及其他肾脏病病史者。

②有家族史者。如有患遗传性肾炎的家庭成员。

③有风湿免疫性疾病的患者，如类风湿性关节炎患者。

④有高血压、高血脂或糖尿病等病史者。

⑤老年人。随着年龄的增加，肾脏功能自然衰老，对药物更敏感。

⑥乱服药者，尤其服用肾毒性大的药物，如解热镇痛药，含马兜铃酸，青木香的中草药、中成药等。

5. 慢性肾小球肾炎表现出哪些症状?

答：①水肿。在慢性肾小球肾炎的整个疾病过程中，多数患者有不同程度的水肿，轻者仅见于面部、眼睑等组织疏松部位，晨起比较明显，进而发展至足踝、下肢；严重者全身水肿，并可伴有腹（胸）水。一般从眼睑部（图3-1）开始，随着病情的发展会逐渐蔓延到全身。

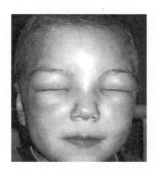

图 3-1 双眼睑水肿

②不明原因的腰痛。出现腰酸背疼，如果没有确切的病因时，应注意检查肾脏、脊椎及腰背部肌肉等。

③出现皮疹、关节疼痛及紫癜。

④出现肉眼血尿或泡沫尿。

⑤出现不明原因的高血压。部分患者以高血压为首发症状，高血压的程度差异较大，持续高血压容易导致心功能受损、加速肾功能恶化，其程度与预后关系密切。

⑥尿量过多或者过少。正常人的尿量平均每天约为1 500 ml，如果没有多喝水、大量出汗等情况，尿液突然增多或减少，尤其是睡前

未多喝水的情况下夜间起夜（通常为1~2次）增多，则应引起高度重视。

6. 慢性肾小球肾炎可以治愈吗？

答： 慢性肾小球肾炎治疗效果呈以下三种状态：

①完全缓解。蛋白尿和血尿试验结果转阴，水肿消退，血压正常，肾功能正常。

②好转。蛋白尿和（或）血尿得到控制，尿蛋白减少50%或以上，血压正常，血清肌酐稳定，维持在基线（血清肌酐：男性53~106 μmol/L，女性44~97 μmol/L）的15%左右波动，或是较基线水平下降50%或以上。

③无效。与入院时的临床表现和检查指标如蛋白尿或肾功能没有明显改变或出现恶化，进展至终末期肾衰竭。

7. 慢性肾小球肾炎主要的治疗方法有哪些？

答： 本病治疗的原则是以防治肾损伤和肾功能恶化的诱因和病因，保护肾功能为前提，在临床上主要的治疗方法有：

①积极控制高血压。高血压是促使肾小球硬化的重要因素。降压不能过低过快，保持降压平稳。优选具有肾保护作用、能延缓肾功能恶化的降压药物。如血管紧张素转换酶抑制剂（ACEI）：卡托普利；血管紧张素Ⅱ受体拮抗剂（ARB）：氯沙坦。血压控制的理想水平：尿蛋白≥1 g/d者，血压应控制在125/75 mmHg以下；尿蛋白<1g/d者，血压控制可放宽到130/80 mmHg以下。

②抗凝和抑制血小板聚集药物。有抗血小板聚集的作用，对系膜毛细血管性肾小球肾炎有一定降尿蛋白作用。如双嘧达莫（图3-2）、阿司匹林（图3-3）等。

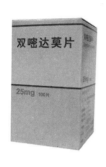
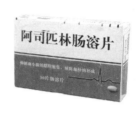

图 3-2　双嘧达莫　　　　　图 3-3　阿司匹林

③防治加重肾损害的其他因素。积极预防和治疗感染，对伴有高脂血症、高血糖、高尿酸血症等应给予相关处理；亦应注意维持水、电解质及酸碱平衡，预防心力衰竭等发生；避免感染、劳累、妊娠、使用肾毒性或易诱发肾功能损伤的药物（如氨基糖苷类抗生素、磺胺类及非甾体类消炎药）。

④激素治疗。对糖皮质激素和细胞毒性药物一般不主张积极应用，但对病理类型较轻、肾体积正常、肾功能轻度受损，而尿蛋白较多的病人在无禁忌时可试用。

8. 慢性肾小球肾炎患者的饮食应注意哪些方面？

答：饮食治疗是慢性肾小球肾炎重要的辅助措施之一。患者在药物治疗、避免疲劳的前提下，应注意掌握下面的饮食原则：

①主食应合理。慢性肾炎患者如果肾功能正常而低蛋白血症者，应提高蛋白质的摄入量。但是如果肾功能受损，则应给予优质蛋白质（动物蛋白如鸡、鸭、鱼、肉等）。肾功能减退而且血肌酐增高时，应给予优质低蛋白饮食，即蛋白质摄入量低于0.6 g/（kg·d）。这有利于残余肾功能的保留。根据情况不同，应合理补充蛋白。因为如果不加分析地控制蛋白质的摄入，则易造成营养不良，对肾功能的恢复不利；但是如

果过多地摄入蛋白质，又会加速肾小球的硬化。除此之外，还应给予足够的热量，按每日每千克体重30~35 kcal[1]计算。

②食盐要适量。慢性肾炎患者饮食的基本要求是低盐，根据患者有无高血压及水肿情况，分别给予低盐或无盐饮食。a.轻度水肿及伴有高血压者，宜采用低盐饮食。食盐摄入量，每天以不超过3 g为宜，用天平称量好3 g盐放在小瓶盖内作为患者一天所有进食的食物中的含盐量，或者将患者进食的其中一两道菜放入量好的3 g食盐，其余进食的菜均不放盐，这样既可增加患者进食的味感，又可以很好地控制食盐不超过3 g。b.有明显水肿、高血压者，应忌盐。c.水肿不明显，而又无高血压者，可进普食，但饮食不宜过咸，宜清淡饮食。含钠高的食物如酱菜、甜面酱、咸蛋、香肠、腊肠、松花蛋、挂面等，均不应食用。

③合理补充蛋白质。蛋白质的供给量，应根据蛋白尿及血中尿素氮的变化和有无贫血而定。a.慢性肾炎患者的肾功能尚可时，食物中的蛋白质不必严格限制，一般每日每千克体重蛋白质摄入量为1 g；b.如果尿蛋白增多，血浆蛋白低而无氮质血症，可采用优质蛋白质饮食（如鱼类、瘦肉、蛋、奶等），每日每千克体重蛋白质摄入量为1.2~1.5 g，这种补充蛋白质的饮食是有治疗意义的；c.当出现氮质血症（发生在慢性肾功能不全的第三期即肾脏衰竭期，血中尿毒素、肌酐、尿酸等非蛋白氮含量显著升高）时，则蛋白质的用量必须减少，每日每千克体重蛋白质摄入量为0.6~0.8 g，同时应禁食非优质蛋白质如豆类食品和豆制品。注意低蛋白饮食时，可适当增加糖类供给量，以满足机体基本能量的需要。

④合理补充维生素和无机盐。慢性肾炎患者宜多吃含维生素丰富的蔬菜和水果，增加B族维生素和维生素C的摄入。有高钾血症（血钾大于5.0 mmol/L）和一日尿量在1 000 ml以下的患者应选用低钾食物

[1] 1 kcal≈4.18 kJ。

（如蛋类、猪皮、面筋、藕粉、南瓜、菜瓜等）。

⑤其他。饮食要有节制：不仅要讲究质量，而且须做到定时定量，不可饥饱失度。慢性肾炎是一种自身免疫疾病，因此，可能引发机体过敏的食物应少食、慎食。例如虾、蟹。还应忌辛辣刺激性食物。由于慢性肾脏疾病患者血胆固醇较高，为了预防高胆固醇血症，如动物脑、骨髓、蟹黄、蛋黄、动物肝、肾等胆固醇含量高的食物最好不吃或少吃。此外，还应戒烟、酒，忌饮糖类饮料、浓茶、咖啡、可可等。

9. 慢性肾小球肾炎患者休息、活动有哪些注意事项？

答：①慢性肾小球肾炎患者所居住房间要定时开窗通风，保证房间空气新鲜。室温一般为18~20℃，湿度40%~60%，过高或过低的温湿度会让患者有不舒适感或引起感冒，感冒又可加重病情。保持床单整洁干燥，注意水肿皮肤的清洁护理，水肿卧床的患者臀部、阴囊、足部可用棉垫托起，减少受压时间，必要时给予按摩，促进血液循环，预防感染。

②慢性肾小球肾炎急性期或伴急性发作者的休息、活动应考虑以下因素：a.水肿的严重程度，水肿扩展到下肢为中度或蔓延到全身甚至出现胸水、腹水时应卧床休息；b.有无心慌、气短、咳嗽症状，出现这些症状时不但应卧床休息，而且要及时住院治疗；c.有无头痛、头晕、呕吐症状，出现这些症状时应及时测量血压，如果血压高，则应卧床休息，如果血压急剧升高，可能出现脑水肿，要及时住院治疗；d.有无尿量减少或肉眼血尿，若尿量明显减少，每日尿量在500 ml左右，或出现肉眼血尿如洗肉水样，往往表示病情严重，应卧床休息；e.有无其他检验异常，如尿素氮、肌酐、尿酸明显升高，肌酐清除率明显降低，表明肾功能不良，也应卧床休息。

③缓解期。急性期症状得到控制，即水肿消退，实验室检查示尿红细胞及尿蛋白（+）~（-），血尿素氮正常或略偏高，血压控制在正常水平，此时不主张过多卧床，可做一些力所能及的轻体力工作，但

以不觉疲劳为度。可以适当活动，允许每天散步20～30分钟。

10. 慢性肾小球肾炎患者的康复指导应注意哪些方面？

答：①严格遵照专科医生的指导选择和服用药物，若自行增减甚至停用药物，可能导致病情加重。切不可有病乱投医，迷信偏方，尤其是在病理类型未确定的情况下。

②养成良好的生活习惯，劳逸结合，避免过度劳累。在病情稳定时，不可忘乎所以，不可长途旅游和过度埋头于工作；也不要如临大敌，与世隔绝，应当适量运动（如每天散步2小时），增强抗病能力。

③肾功能已受损者，千万不可使用肾毒性药物，如庆大霉素，可能导致肾功能的恶化，甚至引起尿毒症。

④饮食上应按医生的要求选择食物，不可盲目进补。

⑤在生活的各个环节中均应时时关注自己肾的状况。慢性肾炎患者的免疫功能较低，尤其伴有贫血及低蛋白血症者，本身体质较弱，抵抗力低下，不耐疲劳，易受感染，一旦生活与工作无规律，即因感染尤其是上呼吸道感染、劳累等使病情复发和（或）加重，或导致肾功能恶化。

⑥临床实践证明，心情开朗和意志消沉两种心态，在疗效和预后方面有明显的不同。因此慢性肾小球肾炎患者，应该学会调养情志，遇到困难充满信心，心理上不要有太大压力及负担，正确认识疾病，了解疾病，遵循专科医生给予的治疗方法和健康指导，避免消极悲观情绪，积极面对生活（比如做一些自己平时感兴趣的事，看书、听音乐等），乐观面对健康问题也是有利于疾病康复或缓解的重要因素。

11. 如何判断慢性肾小球肾炎患者的病情反复与发作？

答：①经治疗后，蛋白尿或血尿减少或消失，经过一段时间后，又出现蛋白尿或血尿。

②某些临床症状如高血压，治疗后可以降至正常，而后又反复升高。

③慢性肾炎的急性发作。大多在寒冷、潮湿、天气易变的季节。

④肾功能受损后，反复出现尿素氮、血肌酐值时高时低，不能稳定在较理想的水平。

12. 哪些情况会导致慢性肾小球肾炎患者的病情再次发作？

答：①未经医生准许私自停药或减量服药，导致病情控制不好，易复发。

②偶有因过度劳累而诱发急性发作的。

③房事不节制、饮食不慎重、精神忧郁也可能使病情恶化。

如若发现病情反复或再次发作应当及时就医，接受专科医生的诊治，积极配合治疗，按时随访，避免病情严重。

（温月　黄月阳　吴逍玉）

二、肾病综合征

1. 什么是肾病综合征？

答：肾病综合征是指由各种肾脏疾病所导致的一系列共同临床表现组成的综合征，呈"三高一低"现象。

①大量蛋白尿，即成人尿蛋白定量>3.5 g/d，儿童≥50 mg/（kg·d）（图3-4）。

②低蛋白血症（血浆白蛋白<30 g/L）。

③水肿（图3-5）。

④高脂血症。

其中①②为诊断所必须。可分为原发性和继发性两大类。原发性肾病综合征儿童期多见于微小病变；青少年期主要是增生性肾炎、系膜毛细血管性肾炎、局灶性肾小球硬化；中老年多见于膜性肾病。其发病机制较为复杂，有病程长、治疗复杂、容易复发等特点。现临床上多会借助肾穿刺活检做出病理诊断、制定治疗方案及判断其预后情况。

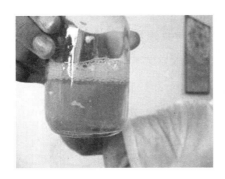 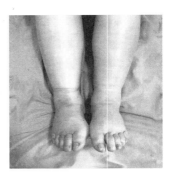

图 3-4　蛋白尿　　　　　　　图 3-5　水肿

2. 肾病综合征常见的病理类型有哪些？

答：肾病综合征常见的病理类型具体见表3-1。

表 3-1　肾病综合征的病理类型分类

病理类型分类 ＼ 年龄段	儿童期	青少年期	中老年期
原发性	微小病变型肾病	系膜增生性肾小球肾炎、微小病变型肾病、局灶性节段性肾小球硬化（男性多于女性）、系膜毛细血管性肾小球肾炎（男性多见）	膜性肾病
继发性	过敏性紫癜肾炎、乙型肝炎病毒相关性肾炎、系统性红斑狼疮肾炎	过敏性紫癜肾炎、乙型肝炎病毒相关性肾炎、系统性红斑狼疮肾炎	糖尿病肾病、骨髓瘤性肾病、淋巴瘤或实体肿瘤性肾病、肾淀粉样变性

3. 肾病综合征可以治愈吗？

答：肾病综合征预后的个体差异很大，关键取决于肾小球疾病的病理类型、有无并发症、是否复发及用药的疗效。若大量蛋白尿、高血脂和高血压长期得不到控制均会促进肾小球硬化，不仅使疾病复发，严重的会影响到预后。此外，存在反复感染、血栓栓塞并发症的患者也影响预后。从临床治疗情况来看，早期系膜增生性肾炎和微小病变型肾病临床治疗缓解率较高。局灶性节段性肾小球硬化、增生硬化性肾小球肾炎、系膜毛细血管性肾炎及重度系膜增生性肾炎，治疗效果较差。

4. 肾病综合征主要的治疗方法有哪些？

答：肾病综合征的治疗目的应包括：减少或消除蛋白尿；对症治疗以减少近期及长期并发症；保护肾功能，减轻肾功能的损害。

临床上主要治疗方法包括：

①利尿消肿。利尿剂可维持体内水钠平衡，减少过多的细胞外液，通过尿液排出体外，从而减轻水肿。应根据患者的血容量（参与心血管血液循环的血量）的充盈状态选择治疗措施：a.血容量充盈者，轻、中度水肿可加用噻嗪类（如氢氯噻嗪）和（或）保钾利尿剂（如氨苯蝶啶、螺内酯），重度水肿者可选袢利尿剂（如呋塞米）；b.低血容量的水肿患者可考虑用人血白蛋白静脉滴注，同时加用呋塞米治疗。肾病综合征患者有效循环血容量减少会加重血液高黏倾向，诱发血栓、栓塞并发症，利尿的原则是宜稳不宜快。另外，血液透析脱水是解决肾病综合征高度水肿的有效手段之一。

②减少蛋白尿。持续性大量蛋白尿可促进肾小球硬化，患者可以口服血管紧张素转化酶抑制剂（普利类）、血管紧张素Ⅱ受体阻滞剂（沙坦类）药物减轻尿蛋白，保护肾功能，如贝那普利、缬沙坦等，

必要时可联合其他降压药共同使用。

③降脂治疗。高脂血症可加速肾小球硬化，增加心脑血管病的发生率，故肾病综合征的高脂血症应予以治疗。但短时间的高脂血症不需特殊处理，比如继发于激素敏感型肾病综合征的高脂血症，往往随着肾病综合征的缓解而好转，而对于激素依赖、耐药和反复复发的病例，高脂血症可能会加重原发病，影响患者的预后。治疗上采取：a.低脂饮食，详见本节第6问；b.药物治疗，包括他汀类药如辛伐他汀、普伐他汀等，苯氧芳酸类（贝特类）药物，ACTC抑制剂如依折麦布（唯一的胆固醇吸收抑制剂，价格较昂贵）；c.脱脂治疗，进行血浆置换体外脱脂。

④抑制免疫与炎症反应。为肾病综合征的主要治疗方法，常用药物有：a.糖皮质激素，可抑制免疫反应，减轻、修复滤过膜损害，如泼尼松、甲泼尼龙片；b.细胞毒性药物，用于"激素依赖型"或"激素抵抗型"肾病综合征，常与激素合用，如环磷酰胺；c.环孢素，用于激素抵抗和细胞毒性药物无效的难治性肾病综合征。

⑤并发症防治。a.感染，一般不主张常规使用抗生素预防感染，如一旦发生感染，应选择敏感、强效及无肾毒性抗生素进行治疗；b.血栓及栓塞，当血液出现高凝状态时（血清白蛋白≤20 g/L），应给予抗凝剂如低分子肝素，抗血小板药物如双嘧达莫、阿司匹林，一旦出现血栓或栓塞时，应及早给予尿激酶或者链激酶溶栓，并配合应用抗凝剂；c.急性肾衰竭，利尿无效且达到透析指征时应进行透析治疗。

⑥中医中药治疗。如雷公藤总苷，与激素及细胞毒药性物联合应用，减轻其不良反应，增强疗效。在常规治疗的基础上加用发酵冬虫夏草菌粉治疗难治性肾病综合征能有效地提高疗效。

5. 肾病综合征的治疗需要注意哪些问题?

答: 因肾病综合征病程长（治疗疗程可长达2年），根据病情需制定个体化治疗方案，一般需激素和免疫抑制剂联合用药，可出现不同程度的副作用如骨质疏松、感染、药物糖尿病、肝脏损伤、伤口愈合慢等，需要加强监测，及时发现及时处理。同时，不可擅自减量或停用激素以免发生反跳现象影响疗效。此外，因长期用药会在形象上发生不同程度的改变如腹部肥胖、浮肿、"满月脸"、痤疮等，加上疾病导致患者生活方式的改变，使得患者承受着来自躯体、心理、生活方式改变等多方面的压力都会影响健康状况。

6. 肾病综合征患者的饮食应注意哪些方面?

答: 肾病综合征患者饮食应注意:限盐、限蛋白质、低脂、充足能量。

①限盐限水。限制食盐的摄入量是为了防止体内钠盐过多引起水潴留，加重水肿进一步造成肾损害。食盐的摄入量应根据患者水肿的程度而定。高度水肿者或水肿减轻并未完全消退者应坚持低盐饮食，食盐每日3 g。如果水肿完全消退，血浆白蛋白接近正常时可恢复普通饮食，但也不可吃太咸的食品，如腌菜等。如果肾病综合征患者的肾功能已经受损，治疗期间应全程坚持低盐饮食。

②限蛋白质。根据内生肌酐清除率来调整蛋白质的摄入，肾病综合征患者大量血浆蛋白从尿中排出，导致低蛋白血症，致使身体水肿顽固难消，机体抵抗力下降，因此在早期，无肾功能衰竭时，应适当给予高质量蛋白质摄入1~1.5g/（kg·d）。虽然患者丢失了大量尿蛋白，但由于高蛋白质饮食增加肾小球滤过，可加重蛋白尿并促进肾脏病变进展。因此在疾病的晚期，应摄入少量优质蛋白质0.6~0.8 g/

（kg·d），可减慢肾功能损害的发展。有肾脏功能衰竭时，则应采用低蛋白质饮食0.6 g/（kg·d）。

③低脂。增加饮食中不饱和脂肪酸的摄入如葵花子油、豆油、玉米胚油及芝麻油及深海鱼，减少饱和脂肪酸的摄入如肥肉及富含动物脂肪的食物，且控制每日脂肪不超过功能量的30%，饱和脂肪酸不超过10%，血浆总胆固醇不超过300 mg/d，在控制总蛋白质摄入量的同时，增加富含膳食纤维的蔬菜、水果、谷类、豆类、粗粮的摄入。

④充足能量。热量要保证充分，不应少于30～35kcal/（kg·d）。若每日摄入的能量不足，机体会运用自身储备的能量甚至消耗自身的组织以满足生命活动的能量需要，造成人消瘦，免疫力下降，影响疾病的康复。

7. 肾病综合征患者休息、活动有哪些注意事项?

答：①若全身水肿严重，同时合并胸腔积液、出现呼吸困难的患者应采取卧床休息，取半卧位，卧床时间视病情而定，应保持适度的床上活动及定时翻身 、给予双下肢按摩以减少静脉血栓的形成。

②若患者病情缓解，水肿消退后可逐渐增加活动量，但应避免劳累以利于减少并发症的发生。病室宜温暖、空气清新、定时通风、减少探视和陪护人员，避免不良因素刺激。

③出院后，应注意休息，不能剧烈运动，劳累过度。同时，根据医生的指导要按时服药，合理安排自己的饮食，不随意停用或减少药物用量，定期到医院复查，降低疾病的复发率。

三、糖尿病肾脏疾病

1. 什么是糖尿病肾脏疾病?

答: 糖尿病肾脏疾病是指由糖尿病引起的慢性肾病,主要包括肾小球滤过率(GFR)低于60 ml/min或尿蛋白/尿肌酐(ACR)高于30 mg/g持续超过3个月。糖尿病肾脏疾病是糖尿病最常见的、严重的微血管并发症。主要特征为蛋白尿、渐进性肾功能损害、高血压、水肿等,晚期出现的严重肾功能衰竭,是糖尿病死亡的主要原因之一,已成为危害人类健康的重要杀手。在欧美等国家,糖尿病肾脏疾病是慢性肾功能衰竭的首位病因,约占肾脏替代治疗患者的50%。在我国糖尿病肾脏疾病是继肾小球疾病之后第二位构成终末期肾脏病的常见病因。

2. 糖尿病的危害有哪些?

答: 我们说糖尿病可怕不仅在于糖尿病本身,而在于与糖尿病密切相关的各种急、慢性并发症,以及它的高致残率和高致死率。

(1)急性并发症

急性并发症有低血糖、糖尿病酮症酸中毒昏迷、糖尿病非酮症高渗性昏迷等。

(2)慢性并发症

慢性并发症有由大血管病变引起的冠心病、心肌梗死、中风、下肢跛行等;由微血管病变引起的尿毒症、失明和截肢等。可以分为:

①并发心血管多种疾病。患者的心脏会出现冠状动脉栓塞、心绞痛、心衰、心律不齐。

②对肾脏的危害。对患者的肾脏造成损害,会表现为蛋白尿、感染、肾功能衰竭症状。

③对周围血管的危害。糖尿病对周围血管的危害主要以四肢动脉为主，糖尿病病人由于血糖升高的原因，可引起周围血管发生病变，如糖尿病足（见图3-6），临床表现为下肢疼痛、溃烂，供血不足可引发肢端坏死。如果出现这种情况，可导致残废，甚至会截肢。

④对神经的危害。糖尿病神经病变以周围神经病变和自主神经病变最常见，周围神经病变主要体现在四肢末梢麻木、冰冷刺痛等；而自主神经病变主要体现在无汗、少汗或者多汗等。

⑤对眼球的危害。患者眼睛会出现一些症状表现，如视网膜病变、白内障、青光眼，导致视力下降、失明。

⑥对物质代谢的危害。由于糖尿病患者胰岛素相对或绝对缺乏，引起糖代谢严重紊乱，脂肪及蛋白质分解加速，酮体大量产生，组织未及时氧化，肺及肾也未及时调节排出酮体，血酮浓度明显增高，出现酮症酸中毒和高渗性非酮症昏迷。

⑦感染。常见的感染有反复发生的皮肤感染，全身或局部的皮肤干燥脱屑，皮肤瘙痒，且奇痒难忍。如出现颈部毛囊炎（见图3-7）时，有触痛感，可能发展为疖或者蜂窝织炎。糖尿病引发的感染还可导致败血症、霉菌性阴道炎、甲癣、足癣、泌尿道感染（肾炎和膀胱炎），另外，糖尿病患者合并肺结核的发病率高，进展快，易形成空洞。

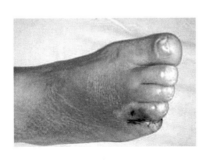

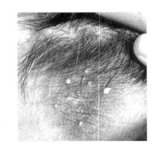

图 3-6　糖尿病足　　　　　图 3-7　颈部毛囊炎

尽管糖尿病的危害很大，但其实只要控制好血糖，使血糖在正常范围内波动，则组织细胞处于正常环境中，并发症就不会出现，而糖尿病病人也和健康人一样可以快乐的生活。

3. 糖尿病与肾脏病的关系？

答： 糖尿病是一组以慢性血糖水平升高为特征的代谢疾病，是由于胰岛素分泌和作用缺陷所引起。长期碳水化合物以及脂肪、蛋白质代谢紊乱可引起系统受损，导致肾、心脏、神经等组织器官的慢性进行性病变、功能减退及衰竭。

糖尿病常见的微血管并发症是糖尿病肾脏病，已经成为影响糖尿病预后的最主要因素之一。糖尿病肾脏病是因糖尿病导致的血糖过高在其他众多的危险因素作用下导致的肾脏损害，可以累及肾脏的所有结构，发生不同的病理改变，其中肾小球硬化症与糖尿病有直接关系。一旦发生肾脏损害，将出现持续性蛋白尿，则肾功能持续性减退直至尿毒症期。早期合理治疗糖尿病，干预各种危险因素，如控制血糖、血压、血脂及蛋白尿等对预防、治疗糖尿病肾脏疾病尤为重要。

4. 哪些人属于糖尿病肾脏疾病的高危人群？

答： 糖尿病肾脏疾病是一个仅次于癌症、心血管疾病的第三大疾病杀手，是糖尿病的严重并发症之一，而它的高发人群主要集中在以下几类：

①确诊1型糖尿病5年以上者。

②首次确诊2型糖尿病者。

③1型糖尿病患者合并有高危因素（高血压、高血脂、年龄＞45岁、肥胖、甲状腺疾病、吸烟、饮酒等）。

④2型糖尿病前期（糖耐量异常或空腹血糖受损）。

⑤有糖尿病肾脏疾病家族史者。

⑥糖尿病长期血糖控制差，血糖不稳定者。

⑦合并有糖尿病并发症者。

⑧患糖尿病且有不良的生活习惯者，如吸烟、饮酒等。

5. 如何早期发现糖尿病导致的肾损害？

答： 定期做糖尿病肾脏疾病的筛查非常重要，原则上要求1型糖尿病患者从患病5年后以及首次确诊为2型糖尿病的患者，应定期到内分泌科和肾脏内科进行门诊随访，并做好下列相关检查：

①至少每年做一次糖尿病肾脏疾病的筛查，包括随机尿蛋白/尿肌酐、血清肌酐、估算肾小球滤过率。

②定期行尿常规检查，即使尿常规显示尿蛋白阴性，仍需要做尿蛋白/尿肌酐检测、单位时间内的尿蛋白排泄率。

③为减少尿蛋白/尿肌酐的假阳性，需在3～6个月内重复检测2次，当3次中有2次检测结果是阳性，而且排除尿路感染的因素时，就应该及时治疗、定期随访。

④如果检查结果均正常，仍需每半年至一年复查一次。

6. 糖尿病肾脏疾病表现出哪些信号？

答： 对于糖尿病患者来说，肾脏受损的信号为"尿蛋白阳性"。

①早期的糖尿病肾脏疾病患者往往没有任何不适症状，当血糖控制不好、运动或劳累时化验发现尿白蛋白增多。经过积极控制血糖，合理休息，则能恢复。

②随着肾脏损伤的进展，患者会出现持续的微量白蛋白尿甚至大量蛋白尿，肾功能开始进行性的下降，血肌酐、尿素氮水平逐渐升高。患者出现明显的浮肿、难以控制的高血压、低蛋白血症、贫血等临床表现。

7. 如何预防糖尿病肾脏疾病？

答：迄今为止，糖尿病肾脏疾病没有特效治疗，重在预防，强调早期干预，具体可以从以下几个方面预防糖尿病肾脏疾病的发生：

①严格控制血糖、血压、血脂。

②所有糖尿病病程超过5年以上者，要定期监测肾功能、尿蛋白定性、24小时尿蛋白定量，并注意测量血压，做眼底检查，眼底病变往往早于肾脏损伤。

③有条件可做尿微量蛋白测定和β_2-微球蛋白测定，以利于早期发现糖尿病肾脏疾病。

④如确定为微量白蛋白增加，并能排除其他引起增加的因素，应提高警惕。努力控制血糖和血压，使其尽量维持在正常范围。

⑤低盐、低蛋白饮食，食盐摄入量应在每天6 g以内，蛋白质摄入以优质蛋白质为佳如鱼类、瘦肉等。

⑥改善生活方式。戒烟、限酒。遵医嘱循序渐进、量力而行的运动。

⑦避免使用肾毒性的药物。

⑧规律随访。

8. 糖尿病肾脏疾病患者的饮食应注意哪些方面？

答：糖尿病肾脏疾病患者通过科学合理的饮食安排，可以有效地延缓病情的发展，保护肾脏，那么在饮食上需注意：

（1）合理控制总热能

食物营养应按照碳水化合物55%~60%、蛋白质15%、脂肪25%~30%来分配，适当摄入膳食纤维素每日20~35 g。

（2）限制蛋白质饮食

①肾功能正常的患者，推荐优质蛋白质（动物蛋白质）的摄入

量是0.8 g/（kg·d）。

②当肾小球滤过率下降时，可摄入优质蛋白质0.6 g/（kg·d），并适当配合必需氨基酸治疗。

③当肾小球滤过率<30 ml/min，还需进一步限制蛋白质的摄入，优质蛋白质摄入量<0.6 g/（kg·d）。

④当肾小球滤过率<5 ml/min时，优质蛋白质摄入量为0.3 g/（kg·d）。

⑤如患者合并蛋白尿，应适当增加优质蛋白质的摄入。

⑥当患者合并肝病、妊娠或者生长发育期时，不宜过度限制蛋白质摄入。

⑦建议以鱼肉、鸡肉代替猪肉，并加用多不饱和脂肪酸。

（3）低盐低脂饮食

①对有明显水肿、高血压或少尿的患者，应严格限制水、钠的摄入，盐的摄入量控制在每日5 g以内。

②脂肪摄入量应限制在每日40 g以下。

（4）低胆固醇饮食

胆固醇应控制在每日300 mg以下，高胆固醇血症者每日胆固醇摄入量不超过200 mg（相当于一个鸡蛋黄）。

9. 控制血糖的方法有哪些？

答：（1）运动

运动疗法是糖尿病治疗的"五驾马车"之一，在糖尿病治疗中占重要地位。糖尿病病人在身体条件允许的情况下坚持运动治疗，可以降低血糖、减肥、调脂，预防心脑血管并发症，可以增强体质，提高身体免疫功能，产生良好的心理作用。糖尿病患者在决定开展运动疗法前，要先进行专业检查，在医生的指导下进行运动锻炼，从而选择合适的运动方式和运动量，见表3-2。

表 3-2　糖尿病患者适宜的运动方式及运动量

运动量	项目推荐
中等强度	快走、太极拳、骑车、园艺活动
高等强度	慢跑、舞蹈、游泳、有氧运动

运动强度以运动中的心率作为评价指标，最好达到靶心率

计算方法：靶心率=170-年龄

运动频率最好每日坚持运动

运动时间餐后1小时为宜，达到靶心率的运动时间以每日20~30分钟为佳

注：靶心率，能获得较好的运动效果并能确保安全的运动心率。

糖尿病患者应在餐后1~2小时运动，不能空腹运动，运动后要补足水分，至少每周3天一次或隔天一次，每次运动以30~60分钟为宜，并达到所需的运动强度。运动强度要遵循个体化和循序渐进的原则，要注意做好运动前的准备活动和运动后的拉伸放松。

（2）饮食

见本节第8问。

（3）药物

对于药物治疗应遵从医生的意见。常见的药物治疗方法有：口服降糖药物、注射胰岛素，或者安置胰岛素泵等方式。

10. 口服降糖药需要注意什么？

答：药物治疗是武器，正确的选择降糖药物能帮助患者控制血糖，减轻胰岛素抵抗，保护心、脑、肾等重要器官，延长生命。那么在口服降糖药时应注意以下几点：a.遵医嘱服用；b.不随意增加或减少药量；c.不随意停药；d.不忘记服药；e.服药期间应戒酒；f.监测血

糖。常用的口服降糖药及用药注意事项。详见附录4。

11. 常用胰岛素的分类及作用有哪些?

表3-3　常用胰岛素分类及作用

分类	用途	名称	起效时间	峰值时间	作用持续时间
速效人胰岛素类似物	控制餐后血糖	门冬胰岛素	10~15分钟	1~2小时	4~6小时
		赖脯胰岛素	10~15分钟	1~1.5小时	4~5小时
短效胰岛素	控制餐后血糖	生物合成人胰岛素	20~30分钟	1.5~3.5小时	7~8小时
		重组人胰岛素	30分钟	3小时	8小时
中效胰岛素	控制夜间及早餐前血糖	精蛋白生物合成人胰岛素	1.5小时	4~12小时	24小时
		精蛋白锌重组人胰岛素	1~2小时	4~10小时	16~20小时
预混胰岛素	控制空腹及餐后血糖	蛋白生物合成人胰岛素注射液	30分钟	1.5~2.5小时	24小时
		精蛋白锌重组人胰岛素混合注射液	30分钟	2~8小时	16~20小时
长效胰岛素	控制夜间及早餐前血糖	甘精胰岛素	2~3小时	无峰值	长达30小时
		地特胰岛素	3~4小时	3~14小时	长达24小时

12. 皮下注射胰岛素需要注意什么?

答：①皮下注射胰岛素时，应有计划地选择注射部位（图3-8），不同部位轮换使用，两次注射的部位应间隔1 cm以上，避免在同一部位重复注射，影响胰岛素的吸收和皮下脂肪硬结的形成。

②胰岛素注射时应使用专用注射器或注射笔（如图3-9、图3-10），以保证注射剂量的准确性。

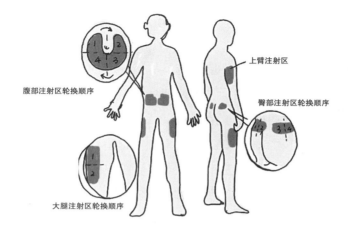

图 3-8 胰岛素注射部位示意图

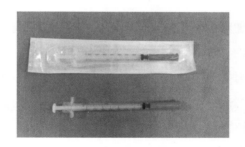

图 3-9 普通一次性胰岛素注射器

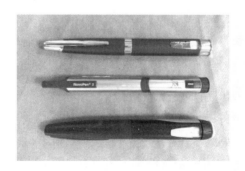

图 3-10 专用胰岛素注射笔

③开启后的胰岛素在阴凉干燥处保存，有效期为启封后一个月内。

④首次安装的胰岛素笔芯需排气后使用。

⑤胰岛素笔注射针头应一用一换。

⑥注射胰岛素前应洗手，核对好胰岛素的类型和注射剂量，检查胰岛素是否在有效期内，药品有无浑浊，使用预混胰岛素应充分混匀，选择并检查注射部位、消毒，消毒剂应选用75%酒精，禁用含碘消毒液，根据针头长度决定进针角度与是否捏皮注射，推注完毕后，针头留置10秒再拔出，拔出后无需用干棉签按压。

⑦使用胰岛素时应加强血糖监测，以免发生低血糖。

⑧经常监测血糖、尿糖，适时就诊并遵医嘱根据血糖调整胰岛素用量。

13. 如果血糖控制正常了，是不是就可以立即停止用药了呢？

答：当然不是。血糖正常是管理糖尿病的基础。一般来讲，降糖治疗以控制饮食为主，辅以降糖药物治疗，需终生服药，以维持体内正常血糖水平，延缓或减少糖尿病并发症发生、发展。如果患者通过综合治疗后，血糖得到控制，可以在医生的指导下减少用药剂量，甚至暂时停药。但并不意味着糖尿病已经根治了，患者更不能放松饮食控制和运动治疗，应该定期复查血糖，如发现血糖再次升高，则需要重新开始服用药物。

14. 注射胰岛素会上瘾吗？

答：当然不会，胰岛素不是化学药物，而是我们人体自身分泌的一种生理激素，是一种蛋白质。健康人体内自己生产胰岛素，而糖尿病患者因为体内胰岛素生产系统出现问题，需要人为地从外部补充一点而已。我们每个人都离不开胰岛素，没有它身体就不能完成新陈代谢，生命也就无法维系，有的患者因为胰岛功能完全丧失，需要长期注射胰岛素，并不是药物成瘾。而有的病人在使用胰岛素安全度过了疾病的应激期后，慢慢减少胰岛素用量，可以过渡到口服降糖药物治疗。

15. 胰岛素的保存方法有哪些?

答: 胰岛素是一种生物制剂,在受热、冷冻、剧烈震动的情况下易遭到破坏,一般胰岛素出厂后的有效时间为2年,只要妥善地储存,在有效期限前都可以维持药效。

①未启封的胰岛素:应在2~8℃的冰箱中保存,避免结冰,在有效期前使用。

②已开封的胰岛素:应注明开启日期,在28℃室温下于阴凉干燥处保存,避免阳光直射和靠近热源,有效时间为启封后28天,超过这个时间,药物效价会有所下降。

③特殊情况下胰岛素的保存:外出旅行时,胰岛素笔应随身携带,避免放置于行李中托运,因为强烈的颠簸会使胰岛素变性失效,而飞机货舱的温度常常低于0℃,胰岛素易结冰变性。

16. 糖尿病患者如何测血糖?

答: 对糖尿病患者来说,监测血糖是治疗的关键环节,正确的检测步骤是:

①用物准备。快速血糖仪与试纸条(图3-11),酒精棉片,干棉签,血糖记录本。检查试纸条的有效期,有无受潮,确认试纸号码,将血糖仪内号码调整为试纸号(图3-12)。

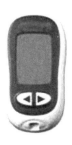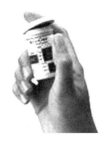

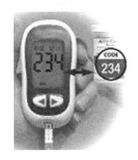

图 3-11　血糖仪与试纸条　　　　图 3-12　调整血糖仪号码

②患者准备。评估患者血糖监测时间是否符合要求，观察手指皮肤状况，选择好部位，用酒精棉片消毒，待干。

③将采血针置于采血笔内，待显示如图3-13时，依次进行操作图3-14、图3-15，血糖结果如图3-16。

④注意事项。a.血糖仪应定期使用标准校正；b.试纸保存在干燥原装容器中；c.为减轻疼痛应在手指侧面采血，而不是在指尖或指腹采血，并轮换采血部位。

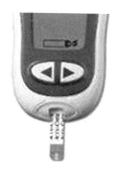

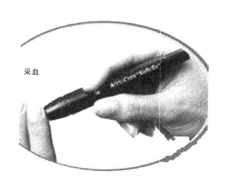

图 3-13　显示滴血　　　　　图 3-14　采血

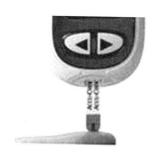

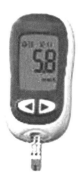

图 3-15　吸血　　　　　图 3-16　读数

17. 糖尿病肾脏疾病患者血糖的控制目标是多少？

答：美国糖尿病协会推荐血糖控制目标应根据患者年龄、并发症、预期寿命进行调整。严格血糖控制（糖化血红蛋白<6.5%）推荐用于糖尿病病程短、年轻、无并发症、预期寿命较长的患者；而非严格血糖控制（糖化血红蛋白<8%）则推荐用于糖尿病病程较长、老年、具有并发症以及预期寿命较短的患者。糖尿病及慢性肾脏病临床实践指南（K/DOQL指南）亦推荐糖化血红蛋白控制在7%左右，而具有低血糖风险的患者糖化血红蛋白不应<7%。透析期间糖尿病肾脏疾病患者血糖的控制目标见表3-4。

表 3-4　糖尿病肾脏疾病患者血糖的控制目标

监测指标	未透析时	透析时	透析前
糖化血红蛋白（%）	<6.5	7.5~8.0	<7.5
空腹血糖（mmol/L）	4.4~6.7	5.6~7.8	5.6~6.7
餐后2小时血糖（mmol/L）	<7.8	<11.1	7.8~8.5

18. 糖尿病是低血糖更可怕，还是高血糖更可怕？

答：糖尿病是以血糖升高为主的疾病，但是糖尿病低血糖比高血糖危害更大。高血糖的危害性以年计算，低血糖的危害性以分钟计算。高血糖和低血糖就像两个不同性格的人，高血糖是个慢性子，能够打持久战，一点一点地伤害你，暂时不影响生命，一般要经过几年，甚至十几年的时间，才会有所表现；而低血糖是个急性子，如果不及时治理它，则可能在很短的时间内"摧残"你。它可以在很短的时间内损伤人体大脑，脑组织损伤要是超过6小时就根本不能恢复，时间再长一些，就会导致死亡。即便在深度昏迷时抢救过来，最后也会因为脑组织受损造成智力低下或是植物人。所以糖尿病低血糖比高血糖更可怕。

19. 糖尿病患者发生低血糖如何应急处理?

答:糖尿病患者无法预知何时会发生低血糖,不论在任何时间和地方,一旦低血糖反应发作时应及时进食糖类食品或饮料,如糖果、饼干、果汁等,以免延误治疗出现不可逆的脑损害。如患者无法自己进食,应静脉推注50%葡萄糖40~60 ml。若病情不严重,尚未造成严重脑功能损害,则症状可迅速缓解,神志可立即清醒;若病情严重,应立即送往附近医院治疗。另外还应随身携带糖尿病病情卡(图3-17),病情卡内容包括姓名、性别、年龄、所患疾病、所服药物、家庭电话、住址、急救电话及昏迷时应如何救治。

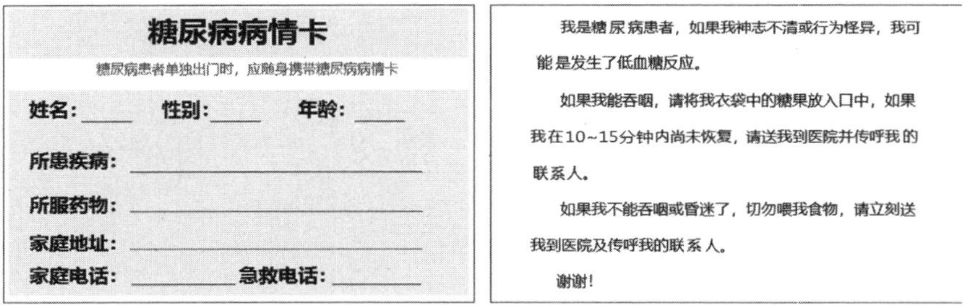

糖尿病病情卡

糖尿病患者单独出门时,应随身携带糖尿病病情卡

姓名:_____　性别:_____　年龄:_____

所患疾病:_____

所服药物:_____

家庭地址:_____

家庭电话:_____　急救电话:_____

我是糖尿病患者,如果我神志不清或行为怪异,我可能是发生了低血糖反应。

如果我能吞咽,请将我衣袋中的糖果放入口中,如果我在10~15分钟内尚未恢复,请送我到医院并传呼我的联系人。

如果我不能吞咽或昏迷了,切勿喂我食物,请立刻送我到医院及传呼我的联系人。

谢谢!

图 3-17　糖尿病病情卡

20. 高血糖有哪些危害?

答:血糖是身体器官各项功能发挥的燃料。但是血糖过高时却无法为机体提供更多的能量,反而造成诸多危害,主要有以下几个方面:

①心脏病或脑卒中。

②眼睛损伤或失明。

③肾脏疾病或衰竭。

④神经损伤（尤其是下肢），导致溃疡、感染和伤口不易愈合。

21. 糖尿病肾脏疾病主要的治疗方法有哪些?

答：①控制血糖。尽管强化血糖的治疗不能改善患者的病死率，但临床和实验研究表明血糖的控制对于糖尿病患者靶器官的保护，尤其是微血管病变至关重要。

②控制高血压。血压升高不仅是加速糖尿病肾病的重要因素，也是决定患者心血管病预后的主要风险因素。故降压治疗是糖尿病肾脏疾病治疗的关键，临床实践证明更高的血压水平与糖尿病肾脏病患者肾衰竭发生风险增高及肾功能恶化密切相关。

③营养及综合干预治疗。建议在营养师的指导下进行营养干预治疗，包括对碳水化合物、蛋白质、钾等营养素的管理，保证充足的蛋白质摄入且避免营养过剩，保证充足的热量摄入避免血糖波动。糖尿病肾脏病患者需多层面的干预，包括生活方式的改善及管理如戒烟、戒酒、控制体重等。

④纠正脂质代谢紊乱。高脂血症不仅直接参与胰岛素抵抗和心血管并发症的发生，低密度脂蛋白胆固醇还可加重蛋白尿和肾脏纤维化的进展。当糖尿病肾脏病患者出现肾病综合征和肾功能不全时又会进一步加重高脂血症。糖尿病患者血脂低密度脂蛋白胆固醇（LDL）>3.38 mmol/L（130 mg/dl）、甘油三酯（TG）>2.26 mmol/L（200 mg/dl）时，应遵医嘱开始降脂治疗。治疗目标是LDL<2.6 mmol/L，TG<1/7 mmol/L。

⑤控制尿蛋白。蛋白尿是糖尿病肾脏病的表现，也是促进肾功能恶化与心血管病变的标志，血压正常伴大量蛋白尿或微量白蛋白的患者应遵医嘱使用ACEI和ARB治疗。

⑥进入尿毒症期可采用肾脏代替治疗法，包括腹膜透析（图

3-18）及血液透析（图3-19）。

　　⑦器官移植。对终末期糖尿病肾脏疾病的病人，肾移植是目前最有效的治疗方法，但糖尿病肾脏疾病病人移植肾存活率仍比非糖尿病病人低10%。单纯肾移植并不能防止糖尿病肾脏疾病再发生，也不能改善其他的糖尿病并发症。而胰肾双器官联合移植有可能使病人糖化血红蛋白和血肌酐水平恢复正常，并改善其他糖尿病并发症，因此病人的生活质量优于单纯肾移植者。

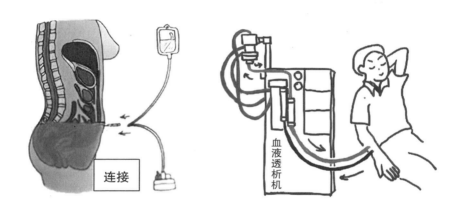

图 3-18　腹膜透析　　　　　　　　图 3-19　血液透析

22. 糖尿病肾脏疾病患者休息、活动有哪些注意事项？

　　答：运动疗法不仅可以促进血液循环，改善心肺功能，还可以减轻体重，降低血糖、血脂，延缓肾功能的损害。所以糖尿病肾脏病患者一定要运用好运动这剂免费的"良药"。运动应与饮食相结合，并长期坚持。那么糖尿病肾脏病患者休息、活动的注意事项有：

　　①运动前准备有必要。糖尿病肾脏疾病患者在运动前，应在医护人员的帮助下制定适合患者的运动计划。外出运动时最好结伴而行，携带糖果及糖尿病病情卡，以便自救。

②运动方式多样化、运动强度个体化。糖尿病肾脏疾病患者运动选择中低强度的有氧运动，轻度运动包括购物、散步等，中度运动包括快走、慢跑等。糖尿病肾脏疾病患者在运动时应保持心率，具体见本节第9问。患者在运动过程中出现头晕、乏力、出冷汗、心慌等应停止运动。

③运动时间。糖尿病肾脏病患者运动时间应从吃第一口饭开始计算，在餐后1~2小时开始运动，因为此时血糖较高，运动时不易发生低血糖，每次运动30~60分钟，注意在达到应有的强度后再坚持20~30分钟，这样才能降低血糖。

④其他。若伴有肾病综合征的患者，水肿严重、低蛋白时应卧床休息，待水肿消退、病情好转时方可下床少量活动。

（李雪芹）

四、肥胖相关性肾病

1. 什么是肥胖相关性肾病？

答：肥胖相关性肾病顾名思义就是指由肥胖引起的肾脏的损害。首先我们来了解下肥胖是怎么定义的。

肥胖是指人体内脂肪的含量超过理想体重的20%。肥胖是根据患者的体重指数诊断的。体重指数=体重（kg）/〔身高（m）〕^{2}。目前，我国将肥胖定义为：体重指数大于或等于28.0，男性腰围大于或等于85 cm，女性腰围大于或等于80 cm，即为肥胖。超重的标准为：体重指数大于或等于24.0。肥胖可直接引起肾脏损害，临床主要表现为蛋白尿、肾脏肥大、肾小球高滤过，可逐步进展至终末期肾脏衰竭。

2. 哪些人属于肥胖相关性肾病的高危人群?

答: 多见于成年肥胖患者,老年及儿童肥胖者也可发生,发病人群以青年男性为主,主要表现为长期、中度肥胖,少量和中量蛋白尿,可伴肾功能受损和肾小管功能受损,病理上表现为肾小球肥大和(或)局灶节段性肾小球硬化。对这类人群应定期监测体重指数、血压、血脂、血糖等。

3. 肥胖为什么容易导致肾病?

答: 随着生活方式及饮食结构的改变,肥胖人群迅速扩增,肥胖是高血压、糖尿病、心血管疾病的危险因素,也是加速肾脏疾病的发生、发展,影响健康的危险因素。这是因为:

①肥胖患者常常伴有高血压,有研究发现75%的肥胖相关性肾病患者合并高血压,以收缩压升高为主,且随着肥胖程度增加而增高。长期高血压可造成肾内高压和血管硬化,从而导致肾缺血、硬化等,早期表现为肾小球的硬化,后期出现肾脏衰竭、萎缩,进而发展为尿毒症。

②肥胖患者大多数有高脂血症,高脂血症使肾脏脂肪含量增加,肾脏重量增加,体积增大,促进肾小球硬化;此时检查发现,肾小管、肾小球基底膜常有明显的脂肪沉着,从而导致节段性肾小球硬化,进而引起肾脏损害。

③肥胖患者的高尿酸血症也多见,人体每日代谢产生的尿酸经过肾脏排出体外,尿酸在血液中的最高溶解度是420 μmol/L,如果超过这个值,尿酸盐结晶会沉积在人体组织内,过多的尿酸盐结晶沉积在肾脏可出现腰痛、夜尿增多、血压升高、蛋白尿、血尿等症状,严重者进展为尿毒症。

④肥胖容易导致胰岛素抵抗,继而引发隐匿型糖尿病。发病多隐

匿，症状不典型，往往以并发症为首诊症状，肾损害也是其主要的并发症。

4. 肥胖相关性肾病表现出哪些信号？

答： ①患者肥胖，体重指数大于或等于28，男性腰围大于等于85 cm，女性腰围大于等于80 cm。

②出现蛋白尿，肥胖相关性肾病患者最突出的表现为蛋白尿（一天24小时尿蛋白含量持续超过150 mg，蛋白质定性实验阳性反应），早期出现少量蛋白尿，而后逐渐出现中到大量蛋白尿，蛋白尿的量和肥胖程度相关。但一般无低蛋白血症（血浆白蛋白小于30 g/L）和水肿。

③肾脏体积增大，肾小球滤过率增高。

④部分患者有镜下血尿（尿液离心后镜检高倍视野发现3个以上红细胞），可合并高血压、高尿酸、高脂血症及胰岛素抵抗。

⑤肾活检示：肾小球肥大或肥胖相关性局灶节段性肾小球硬化伴肾小球体积增大。

5. 肥胖相关性肾病可以治愈吗？

答： 肥胖相关性肾病患者的预后与是否存在高血压、动脉粥样硬化、糖尿病和心脑血管并发症有关。与非肥胖引起的局灶性节段性肾小球硬化相比，肥胖相关性肾病的临床症状相对较轻，进展也相对缓慢，但仍有小部分患者最终进展为终末期肾衰竭，需要行肾脏替代治疗。所以，我们应提高对本病的认识，做到早发现、早诊断、早治疗，否则随着体质量的增加，病情将逐渐加重，最终带来难以承受的结果，增加家庭和社会的负担。

6. 肥胖相关性肾病主要的治疗方法有哪些？

答：肥胖相关性肾病目前暂无特效治疗方法，减肥是治疗肥胖相关性肾病最基本也是最简单、最有效的手段，根据其病因，治疗上采用综合性措施，肥胖相关性肾病的一般治疗原则为：生活方式干预，减轻体重；控制血压；降低血脂；纠正胰岛素抵抗；减肥药物治疗；手术治疗。具体方法如下：

①生活方式干预，减轻体重。改善生活方式有助于减轻代谢综合征，预防肥胖的发生是防治肥胖相关性肾病的重要措施。提倡健康饮食、运动、戒烟酒、培养健康的生活习惯。饮食控制和增加运动量、减轻体重可显著减少蛋白尿，延缓肾损害的进展。

②药物控制血压。正确应用药物可有效控制高血压，减少蛋白尿，减轻肾脏炎症反应和保护肾功能。常用的降压药物有：血管紧张素转化酶抑制剂，如卡托普利（图3-20）、贝那普利、雷米普利等；血管紧张素Ⅱ受体拮抗剂，如氯沙坦（图3-21）。

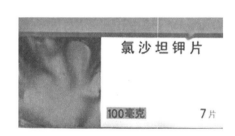

图 3-20　卡托普利　　　　　　　图 3-21　氯沙坦

③降低血脂。降脂药主要以他汀类药为主，如阿托伐他汀（图3-22）、辛伐他汀等，他汀类药除降血脂外，还能改善内皮细胞功能，改善血管内皮功能，防止肾小球节段硬化。

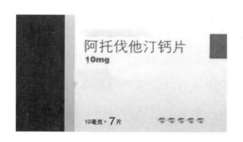

图 3-22　阿托伐他汀

④改善胰岛素抵抗。胰岛素抵抗是肥胖相关性肾病提高胰岛素敏感性，治疗肥胖相关性肾病的有效途径。目前临床上应用的胰岛素增敏剂主要有噻唑烷二酮类如罗格列酮（图3-23），双胍类如二甲双胍（图3-24），这两类药可在一定程度上改善患者高血压、高血糖及脂代谢异常。但肾功不全者禁用二甲双胍，而噻唑烷二酮类易致心脏病患者诱发心力衰竭。近几年来有研究证明大黄酸具有逆转胰岛素抵抗，改善机体代谢紊乱的作用。目前，临床上应用的制剂为大黄酸胶囊（炎黄保肾胶囊）口服，除个别患者有腹痛、腹泻外，无明显不良反应。

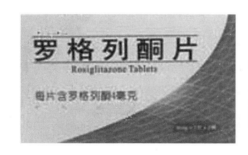
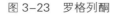

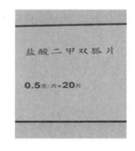

图 3-23　罗格列酮　　　　　　　　　　　图 3-24　二甲双胍

⑤减肥药物治疗。目前市面上流行的减肥药物可以分为食欲抑制剂（如西布曲明）、营养吸收抑制剂（如奥利斯他）与代谢刺激剂

（如麻黄碱和咖啡因的混合物、甲状腺激素等）三类。但并没有临床试验证实这些减肥药物能够改善慢性肾病患者的肾脏功能。减肥药物是通过抑制食欲、减少营养吸收率、被动提高基础代谢率的方法来达到减肥目的。这本身就不符合减肥的基本原则。长期服用减肥药物还会带来各种副作用，不利于身体的健康。目前为止还没有科学研究足以证明减肥药物安全可靠。

⑥手术治疗。目前治疗肥胖的手术包括限制性手术、吸收不良手术和混合型手术。对于符合减肥手术适应证，且肾功能分期较好的肥胖相关肾病患者，尤其是伴发了糖尿病、高血压、血脂紊乱等代谢异常的患者，减肥手术应是首选的治疗方法，可以实现长期有效地控制体重，使肾功能和肥胖相关的代谢紊乱得到显著改善，甚至降低死亡率。

7. 肥胖相关性肾病患者的饮食应注意哪些方面？

答： 饮食治疗是肥胖症综合治疗的基础，饮食调整的目的是维持机体本身对能量需求，同时又不会增加肾脏负担，并且体质量逐渐减低。其核心是使患者能量代谢处于负平衡。通过饮食控制，降低能量的摄入，减轻体重，最终达到延缓肾功损害进展的目的，具体要求如下：

①制定合适的饮食计划和目标。食物的种类齐全，以谷类为主，粗细搭配，避免高脂、高糖、高热量饮食，多食蔬菜、水果和薯类，少食肥肉和荤油。尽量采用煮、煨、炖和微波炉加热的烹调方法。使每周体重下降0.5～1.0 kg。

②养成良好的饮食习惯。生活要有规律，进餐应定时定量，细嚼慢咽，不能随意加餐，避免加重肾脏负担。适当选择一些富含优质蛋白质的食物，如瘦肉、鱼、牛奶等。优质蛋白质含有人体必需氨基酸较多，适量优质蛋白质可与谷类等植物蛋白质的氨基酸互补，提高植

物蛋白质的营养价值。

③保持膳食平衡。保证蛋白质、必需脂肪酸、维生素、矿物质和膳食纤维素等营养素的合理摄入及分配比例。在平衡膳食中，蛋白质、碳水化合物和脂肪提供的能量比分别占总能量的15%~20%、60%~65%和25%。

8. 肥胖相关性肾病患者为什么要控制体重？

答：肥胖相关性肾病的病因是肥胖，那么减轻体重是治疗肥胖相关性肾病最根本的措施，越早越好。减轻体重可减少尿蛋白，延缓肾功损害的进展。减轻体重的方法包括饮食控制、运动、改变不良的生活方式及药物干预，上述方法无效时，可考虑通过手术达到减肥的目的。

9. 肥胖相关性肾病患者休息、活动有哪些注意事项？

答：运动对肥胖相关性肾病患者而言至关重要，不但可以预防肥胖，还可以减轻体重，延缓肾功损害的进展。运动应与饮食治疗相结合，并要长期坚持。

肥胖相关性肾病患者休息、活动的注意事项有：

①制定合理的运动计划。根据年龄、性别、肥胖程度以及兴趣爱好选择适合自己的运动方式、运动量及运动强度。

②循序渐进，逐步适应。运动前后最好测量脉搏、血压，并做好记录；注意自我感觉，有心血管并发症和肺功能减退的患者必须更为慎重。运动过程中如有头晕、胸痛、胸闷、呼吸困难、恶心等，应停止活动。

③每天固定运动的时间，鼓励多步行，减少静坐时间等。天气过冷或过热时不宜运动，如果发热或感冒，彻底恢复两天以后再运动。

④运动方式的选择。对于肥胖的患者提倡有氧运动与无氧（阻力）运动相结合，如走路、慢跑、骑自行车、游泳、打太极拳等。

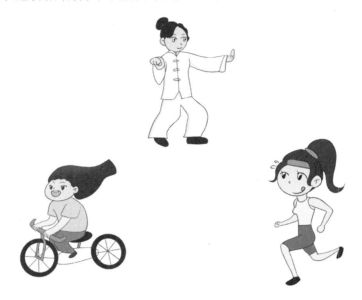

图 3-25　运动方式

（马金燕）

五、痛风性肾病

1. 什么是痛风性肾病？

答：痛风性肾病是嘌呤代谢紊乱和/或尿酸排除障碍引起的长期高尿酸血症，导致尿酸盐沉积于肾脏所致，其临床表现有蛋白尿、夜尿增多、轻度红/白细胞尿及管型、尿比重和渗透压降低等，病情进展可发展为慢性肾功能不全。随着生活水平的不断提高、饮食结构的改变，痛风的患病率不断上升，目前我国痛风的患病率在 1%~3%，并呈逐年上升趋势，且发病年龄逐渐年轻化，而痛风失治、误治，病情进展则导致肾损害。

2.痛风性肾病的高危因素有哪些?

答:痛风性肾病是痛风患者并发症之一,我国的痛风患者当中男性明显高于女性,其发作的平均年龄为45岁,而痛风性肾病的发生多见于患痛风10年以上的患者。

①原发性的痛风性肾病与遗传、肥胖、原发性高血压、血脂异常、糖尿病、胰岛素抵抗及粥样硬化性疾病等相关。

②继发性的痛风性肾病与进食过多高嘌呤食物、过量饮酒、喜食肉类、溶血、肾衰竭、酮症酸中毒、妊娠高血压综合征、药物、毒物等相关。

3. 患了痛风,意味着肾脏就有问题了吗?

答:不一定。一般情况下只有当血液中尿酸盐浓度增高达到过饱和状态,尿酸盐结晶沉积于肾脏,或人体内代谢的嘌呤物质过多时才会引起病变。这时患者可表现为痛风性肾病、急性肾功能衰竭和尿路结石。如沉积于关节,即引起大家熟知的痛风性关节炎(见图3-26)。但是对患有痛风史的患者,应提高预防痛风肾损害的意识,辨证辨病相结合,加强痛风发作间隙期和慢性期的治疗,有效降低血尿酸水平,防止痛风肾损害的发生。

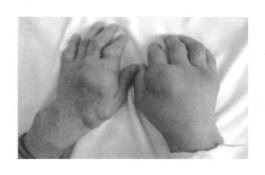

图 3-26 痛风性关节炎

4. 痛风为什么会导致肾病，如何做到早期发现？

答：因尿酸或尿酸盐导致的肾脏损伤不仅仅是由于尿酸盐的结晶导致的梗阻，更主要的是尿酸结晶可以启动炎症反应。导致肾小球前动脉病变、肾脏炎症以及使肾素—血管紧张素系统和环氧化酶—2活化而产生高血压。促使单核细胞趋化蛋白—1在血管平滑肌细胞的表达，使其直接进入血管平滑肌细胞后使促丝裂原活化蛋白激酶和核转录因子活化实现。还可以促进低密度脂蛋白胆固醇的氧化从而促进脂质过氧化，累及肾脏。

大多数患者早期仅仅只有轻微的症状，或者没有症状，等出现明显不适就诊时，往往肾脏已经受损，甚至已经发展为不可逆，因此，早期化验检查就显得非常重要。如尿液检查：尿酸测定可将痛风或高尿酸血症分型，一些特殊蛋白例如 β_2 微球蛋白在肾脏早期轻度受损时，就可表现出明显变化；尿蛋白/尿肌酐小于30 mg/mmol，是判断早期肾损害的指标之一。血肌酐：正常人血肌酐正常值为44～133 μmol/L，如果血肌酐超出正常值范围，那就提示肾功能已经受损。它们都是痛风性肾病检查的重要指标。

5. 高尿酸血症有哪些危害？

答：高尿酸血症是指在正常嘌呤饮食状态下，非同日两次空腹血尿酸水平男性高于420 μmol/L，女性高于360 μmol/L，即称为高尿酸血症，高尿酸血症不仅是慢性肾脏疾病新发的独立危险因素，也是促进其进展的独立危险因素。其危害有：

①引起高血压。如肾脏病性高血压。

②导致心血管疾病。如胸闷、心悸不宁、心律不齐、胸痛为表现的心绞痛或心肌梗死。

③出现肾结石和尿路结石。较大的结石可梗阻输尿管而引起血尿及肾绞痛、肾盂肾炎；巨大结石可造成肾盂肾盏变形、肾盂积水。

④侵犯肾脏，引起痛风性肾病，肾功能衰竭。

⑤侵犯关节，引起痛风性关节炎（见图3-27），关节红、肿、热、痛等，疼痛剧烈难忍，其中以脚趾、踝、膝、指、腕关节多见。

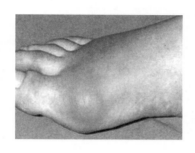

图 3-27　急性关节炎

6. 慢性肾脏病患者常用的痛风口服药物及其服用注意事项有哪些？

答：慢性肾脏病常用的痛风口服药物，见表3-5。

表 3-5　慢性肾脏病常用的痛风口服药物

药类	常见药及作用	药物图
非甾体抗炎药	水杨酸类：如阿司匹林肠溶片	
	丙酸类：如布洛芬、萘普生	
	吲哚类：如吲哚美辛（消炎痛）、舒林酸（奇诺力）	
	乙酸类：如双氯芬酸钠缓释片、莫比可、塞米昔布	

续表

药类	常见药及作用	药物图
秋水仙碱	别嘌醇：抑制尿酸合成	
黄嘌呤氧化酶抑制剂	非布司他片：减少血清尿酸	
苯溴呋喃衍生物	苯溴马隆片：促进尿酸排泄	
促肾上腺皮质激素类	醋酸泼尼松片	
	甲泼尼龙片	

注意事项：

①使用丙磺舒、磺吡酮、苯溴马隆者可出现胃肠道刺激症状、皮疹、发热、急性痛风发作等不良反应，使用时，要嘱咐病人多饮水，并服用碱性药物碱化尿液。

②秋水仙碱副作用较大，常见不良反应有恶心、呕吐、腹泻等消化道症状和肝细胞损害、骨髓抑制、呼吸抑制等，如出现不良反应应及时停药。若静脉输入药物，应避免外漏，以免造成皮下组织坏死。

③多饮水，保证每天尿量2 000~3 000 ml。

④使用别嘌呤醇者除有胃肠道刺激症状、皮疹、发热反应外，还可能出现肝损害、骨髓抑制等不良反应，肾功能异常患者，宜遵医嘱减量使用。

⑤只有在非甾体抗炎药和秋水仙碱都无效时，才可应用促肾上腺皮质激素类。

7. 痛风性肾病可以治愈吗？

答：临床上对于痛风性肾病至今仍缺乏安全、有效的治疗方法，如能早期诊断并给予恰当的治疗（控制高尿酸血症和保护肾功能），肾脏病变可减轻或停止发展。痛风性肾病是指血液中尿酸盐浓度增高达到过饱和状态，尿酸盐结晶沉积于肾脏而引起病变。而肾脏的病理表现为肾间质和肾小管内形成尿酸盐结晶，这些结晶将进一步导致肾小管上皮细胞坏死、肾小管萎缩、管腔闭塞、间质纤维化，进而肾单位毁损。因此此病只能通过药物和饮食来有效地缓解或控制病情发展。

8. 痛风性肾病主要的治疗方法有哪些？

答：①药物治疗。见表3-5。

②饮食治疗。宜选嘌呤含量低的食物，如鸡蛋、面粉等；多饮水，每天饮水量应在2 000 ml以上；可多吃碱性食物，如水果、牛奶等；控制盐的摄入，禁用刺激性的食物。

③肾脏替代治疗。痛风造成急性或慢性肾功能衰竭时，可行透析治疗。

④控制与痛风疾病相关的危险因素，如血压、血糖、血脂、胰岛素抵抗等。若已形成肾结石，而药物治疗无效时则宜做手术取石或进行超声碎石排石治疗。

9. 痛风性肾病患者的饮食应注意哪些方面？

答：因饮食治疗可防止或减轻痛风的急性发作；避免急性发作期的延长；减轻尿酸盐在体内的沉积，预防尿酸结石形成；减少抗尿酸药的应用，从而减少其副作用。所以患者饮食应注意以下方面：

①低嘌呤饮食。宜选嘌呤含量低的食物，如面粉、洋葱、水果、牛奶、鸡蛋等；禁食嘌呤含量高的食物，如动物内脏、大脑和各种肉汤、肉汁、鱼虾类、蟹类、鹅、酵母、扁豆、黄豆及菌藻类；而粗粮、菠菜、蘑菇、花菜、禽畜肉类等食物含中等量的嘌呤，应尽量少吃。

②限盐。限制钠盐，有肾功能不全者亦应低盐饮食，盐的摄入应控制在每天3~5 g。

③多饮水。如病人无心肺疾病、无浮肿，鼓励其多饮水，每天的饮水量应达到2 500~3 000ml，多吃含水分多的水果和食品，通过增加尿量来帮助肾脏排出尿酸，减轻尿酸对肾脏的损害。

④多吃碱性食物。多吃牛奶、鸡蛋、马铃薯、芹菜、萝卜、西红柿、黄瓜、南瓜等，一般每天进食新鲜蔬菜水果大于1 kg。

⑤禁食刺激性食品，限酒戒烟。有研究证明每天饮用适量的红酒（50 ~ 100 ml），可以帮助降低血脂和血尿酸，软化血管。茶类在体内代谢并不产生尿酸盐，也不存在痛风石沉积，故可少量选用茶等饮料。

10. 痛风性肾病患者休息、活动有哪些注意事项？

答：①急性期。患者应卧床休息，抬高受累关节处肢体，减少患处受压及活动，以减轻疼痛，局部固定冷敷24小时后可热敷，注意急性关节炎或关节畸形部位的保暖避寒，待疼痛缓解72小时可恢复活动。

②缓解期。根据自身身体状况选择适合自己的运动方式，提倡有氧运动，但避免过度劳累，如散步、打太极拳、游泳等。避免重体力劳作，加重关节变形或增加关节疼痛。

（马金燕）

六、狼疮性肾炎

1. 什么是狼疮性肾炎？

答：狼疮性肾炎是指系统性红斑狼疮合并双肾不同病理类型的免疫性损害，同时伴有明显肾脏损害临床表现的一种疾病。其临床表现多样，从无症状血尿和（或）蛋白尿到肾病综合征，到伴有肾功能损害的急进性肾炎不等。好发于20~40岁的育龄女性，也可见于儿童、男性和老人。

2. 得了系统性红斑狼疮就一定会得狼疮性肾炎吗？

答：不一定，系统性红斑狼疮是一种多因素参与的（遗传、性激素、环境、感染、药物、食物、遗传背景等）系统性自身免疫性疾病，系统性红斑狼疮累及肾脏称为狼疮性肾炎。狼疮性肾炎是系统性红斑狼疮较常见且严重的并发症，50%以上系统性红斑狼疮患者可有肾脏受累。狼疮性肾炎可以与系统性红斑狼疮其他临床表现同时出现，亦可能单独出现。

3. 狼疮性肾炎表现出哪些症状？

答：①全身症状。患者可出现发热、皮疹、口腔黏膜溃疡，如图3-28，图3-29。

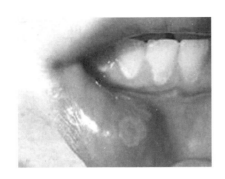

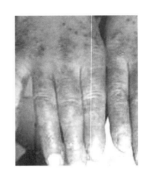

图 3-28　口腔溃疡　　　　　　　　　图 3-29　四肢皮疹

②系统、器官损害。可造成造血系统、中枢神经系统（脑和脊髓）、肝脏、心脏的损害及多发性浆膜炎。

③肾脏损害表现。血尿、水肿、蛋白尿、夜尿、高血压，晚期出现尿毒症的相应表现。

4. 狼疮性肾炎可以治愈吗？

答：不能，但狼疮性肾炎经过药物治疗是可以控制病情的。药物可以使疾病长期缓解，让患者像正常人一样生活。随着科学的不断发展以及医疗水平的不断进步，相信在医生和病人的共同努力下，一定会将狼疮性肾炎彻底控制，进一步提高远期治疗的疗效。随着对狼疮性肾炎诊断和治疗的进步，狼疮性肾炎的预后已大为改观，局灶增生型肾损害者5年存活率为75%~80%；膜性肾病者，5年存活率约85%；弥漫增生型狼疮性肾炎预后较差，特别是伴有高血压和氮质血症者。

5. 狼疮性肾炎的治疗目标是什么？

答：①长期保护肾功能，预防疾病复发，避免治疗相关损害，改善生活质量，提高生存率。

②完全缓解（CR）。即尿蛋白/尿肌酐<200 mg /g（24 h尿白蛋

白＜150 mg），且肾功能正常或接近正常。

③部分缓解（PR）。蛋白尿降低≥50%和肾功能正常或接近正常。

治疗目标最好在治疗开始后6个月内达到，最迟不能超过12个月。

6. 狼疮性肾炎主要的治疗方法有哪些？

答：狼疮性肾炎治疗的目标是防止复发，保护肾功能，尽可能减少并发症，促进患者的恢复。在临床上主要有以下几方面的治疗：

①免疫抑制治疗。免疫抑制剂——糖皮质激素是治疗狼疮性肾炎的传统药物。

②血浆置换。血浆置换（图3-30）是近年发展迅速的一种血液净化新技术。血浆置换对严重的弥漫增生性狼疮性肾炎可以清除血中的致病性自身抗体和循环免疫复合物及其他炎症介质，促进网状内皮系统吞噬功能，改善机体内环境，从而达到治疗目的。

③针对相关表现和并发症的支持治疗，严格控制高血压和高脂血症。

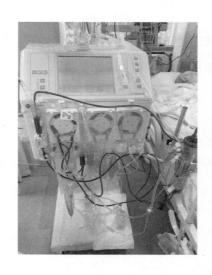

图3-30 血浆置换

7. 狼疮性肾炎患者的诱发因素有哪些?

答:狼疮性肾炎患者的治疗过程中有以下几种高危因素时刻影响着疾病的治疗效果,应高度重视。

①过早停药或减量。没有得到或听从主治医生正确合理的治疗指导,对狼疮性肾炎病情的复杂性、治疗的长期性认识不足,病情好转或刚稳定就误认为已经治愈,过早终止治疗;或过分担心药物的毒副作用,对其产生盲目抵触心理,不按医嘱用药,自行撤减或突然停药。

②维持药物剂量不足,如泼尼松剂量太小,或未联合用药。

③使用诱发狼疮性肾炎活动的药物(如青霉素、磺胺)。

④生活休养不注意。太阳照射、化妆品、染发剂、疲劳、情绪波动大、反复感染等。

⑤妊娠。

因此,在狼疮性肾炎的治疗过程中应尽量避免上述因素。

8. 狼疮性肾炎患者的饮食应注意哪些方面?

答:①优质蛋白质。狼疮性肾炎患者有大量蛋白质从尿中丢失,会引起低蛋白血症,但由于肾功能受损不应大量地进食高蛋白质食物。可通过摄入足够的优质蛋白质来补充,如牛奶、鸡蛋白、肉类、鱼类等富含蛋白质的食物,减少植物蛋白质摄入(如面类、豆类)。

②补充钙质是狼疮性肾炎患者要多注意的,为防止长期服用糖皮质激素造成骨质疏松,患者应多食富含维生素的蔬菜和水果,同时补充钙剂。

③低盐饮食。因肾脏损害容易导致患者体内过多水分难以排出,出现不同程度的水肿(发生下肢水肿、头面部水肿,甚至全身水

肿），导致血压升高，故患者还应限制摄入水分，遵从量出为入的原则（饮水量=前一日尿量+500 ml生理需水量），采用低盐饮食（每天摄入盐不超过3 g），以免加重肾脏负担。

④补充微量元素。可吃一些新鲜的蔬菜及水果以免出现骨质疏松等问题。

⑤避免摄入光敏食物。应避免食用如芹菜、莴苣、油菜、菠菜、苋菜、香菜等，食用以上食物可诱发或加重狼疮性肾炎。

9. 狼疮性肾炎患者日常生活中的注意事项有哪些?

答: ①调整情绪。狼疮性肾炎是一种慢性病，需要长期治疗和控制，患者情绪往往比较忧郁、焦虑、气愤。要打赢这场战争，只有保持心情愉快，树立战胜疾病的信心，避免过度焦虑，才可能做到"与狼共舞"。

②适量运动。适当的运动可以促进血液循环，增进心肺功能，保持肌肉、骨骼的韧性。但是不要过度疲劳，若有关节发炎则不适宜活动。可以进行适当运动的患者，建议进行游泳、散步、骑车、打太极拳等健身活动，平时还可以适当做一些家务劳动。各项活动以安全且不疲劳为宜，循序渐进，还应保证足够的休息、睡眠。而一些娱乐活动特别是一些对韧带、肌腱等要求较高的项目如划船、举重、高尔夫球、网球等则要因人而异。

③避免日晒。在狼疮性肾炎患者中有40%的患者对阳光过敏，不能晒太阳。因为被强烈阳光暴晒后，患者的面部或手及其他暴露部位可出现红斑，而原本就有红斑皮损的患者暴晒后则可能会导致皮损加重，严重者会引起疾病的复发。所以日常生活中需避免日光浴，避免紫外线直接照射，出门时注意遮阳（常备遮阳伞），可戴宽边帽子或穿长袖衣裤。室内应有窗帘。

④避免感染。狼疮性肾炎患者由于长期服用激素及免疫抑制剂，抵抗力相对较低，容易合并感染。而感染又是导致狼疮性肾炎病情加重的重要因素。所以，患者朋友们平时要注意季节、气温的变化，及时增加衣物，避免感染；尽量不要去人多的公共场合；外出时尽量戴好口罩，勤洗手，注意口腔卫生。如果出现发热、咳嗽、腹泻等情况，要及时到医院就诊。

10. 育龄期的狼疮性肾炎患者可以怀孕吗？

答：目前认为狼疮患者并非完全不能生育，但必须是狼疮活动控制，狼疮静止6~9个月后，肾功能正常的情况下，在医生指导下才能怀孕，一旦妊娠，必须严格定期复查，了解病情变化。但妊娠则可能诱发狼疮活动。一般认为，当狼疮患者病情尚未得到控制而处于活动期时，一旦怀孕，不仅可导致患者病情加重，出现蛋白尿、高血压、水肿等，而且容易发生流产、早产、胎儿发育不良等。据统计，这类患者的胎儿死亡率为正常人的2~3倍；娩出的胎儿中，有60%的新生儿体重低于正常儿。这是因为母亲处于狼疮病情活动期，免疫复合物沉着于胎盘滋养层基底膜，造成胎盘血供不足从而影响胎儿的血液循环，导致胎儿发育迟缓甚至死亡。过去曾将狼疮作为妊娠禁忌，随着对妊娠合并狼疮研究的进展，患者预后已有极大的改善，不但生存时间延长，还可以正常生育。

11. 为什么医生建议狼疮性肾炎患者重复做肾活检？

答：①狼疮性肾炎维持治疗12个月仍未达到完全缓解者，在更换治疗方案前应再次进行肾活检。

②如怀疑患者的肾脏病理类型发生变化，或恶化原因不能确定时，可考虑重复肾活检。

③肾功能恶化的患者应该再次行肾活检。重复肾活检可以及时分析原因，了解肾脏病理变化，适时调整合适的治疗方案。

12. 健康随访对于狼疮性肾炎患者有必要吗？

答：非常有必要。由于狼疮性肾炎的临床过程呈慢性病程，在不同的阶段均有可能活动与反复。因此，必须进行连续动态观察，以便及时调整治疗方案。患者需定期门诊随访，在最初6个月内每月复诊1次，此后根据病情每1~3个月随访1次。很多患者因为各种原因不随访或者中断随访，都有可能导致狼疮复发或治疗不及时引起严重后果，所以应当遵循专科医生的建议，按时随访。

（黄月阳）

七、过敏性紫癜性肾炎

1. 什么是过敏性紫癜性肾炎？

答：过敏性紫癜属于系统性小血管炎，主要侵犯皮肤、胃肠道、关节和肾脏。

那么，什么是紫癜？紫癜即为出血性皮疹（即病人接触了致敏的物质，引起了全身血管的炎性病变，皮肤就表现为红色疹点，这就叫紫癜，也就是出血性皮疹）。皮疹大小不等，呈针尖至黄豆大小，数量多时可融合成片（图3-31）。据现有报道所知，过敏性紫癜性肾炎可能与感染和变态反应（人们日常生活中遇到的皮肤过敏、皮肤瘙痒、红肿，就是一种变态反应）有关。约1/3患者起病前就有感染史，最常见的是上呼吸道感染；约1/4患者有过敏史，如某些药物、食物等过敏，或为植物花粉、虫咬、寒冷刺激等引起。本病好发于儿童，但也发生于成人。大龄儿童或成人肾脏受累较为严重。

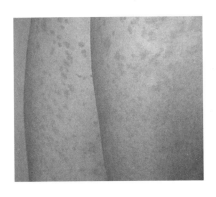

图 3-31　过敏性紫癜的皮肤表现

2. 有过敏性紫癜的人一定会得紫癜性肾炎吗？

答：不一定。过敏性紫癜肾炎属于过敏性紫癜的继发病变，是一种自身免疫性疾病，以10岁以下儿童多见。当人体免疫功能失调时，外界细菌、病毒、海鲜、药物等，都可引起过敏反应。当发生过敏反应时，它可累及腹部及皮肤（比如：腹痛、腹部和四肢长皮疹）、关节（比如：关节炎、关节积液）、胃肠道（比如：恶心、呕吐、解黑便、便鲜血），当累及到肾脏时，就会出现血尿、蛋白尿、管型尿、少尿、水肿、高血压及肾功能损害，这时候就要考虑是过敏性紫癜性肾炎了。

3. 过敏性紫癜性肾炎表现出哪些症状？

答：过敏性紫癜性肾炎常带给患者无尽的烦恼和痛苦，具体表现如下：

①皮疹（图3-32）。此为起病初期的主要临床表现，多发生于四肢，典型的皮肤表现为略高于皮面的出血性斑点，呈对称性分布。皮疹初起时为红色斑点状，压之可消失，以后逐渐变为紫红色出血性皮

疹，稍隆起于皮表，也可发生于臀部和躯干。

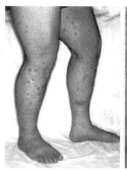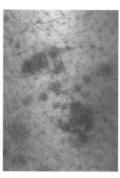

图 3-32　皮疹

②关节症状。多发于踝关节和膝关节，表现为关节痛和关节炎，一般不发生关节变形。

③胃肠道症状。常见为腹痛，以脐周和下腹为主，阵发性绞痛。可伴有恶心、呕吐、血便，行内镜检查可见胃肠道黏膜紫癜样病变。

④肾脏表现。多见于出疹后4~8周内，少数为数月之后，极个别见于出疹之前或出疹后2年。表现为镜下血尿和蛋白尿，肉眼血尿少见（图3-33）。如果蛋白丢失过多，亦可出现肾病综合征的表现，双下肢重度水肿（图3-34）。

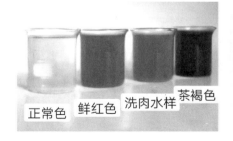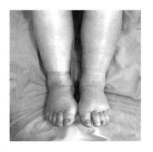

图 3-33　血尿　　　　　　3-34　双下肢重度水肿

4. 过敏性紫癜性肾炎可以治愈吗?

答：是不能完全治愈的。但是，它也并不是什么不治之症，随着现在医疗水平的提高，它能够很好地得到控制，提高患者患病期间的生活质量。在治疗方面医生首先会根据患者的年龄、临床表现和肾损害程度不同选择治疗方案。在疾病发展期，应注意休息和维持水、电解质平衡。水肿、大量蛋白尿者应低盐饮食、限水和避免摄入高蛋白食物。为预防紫癜复发而加重肾脏损害，应注意预防上呼吸道感染、清除慢性感染病灶（如慢性扁桃体炎、咽炎），积极寻找可能的过敏原，避免再次接触。病情反复发作一次，便会加重一次，病理损伤持续进展，治疗难度也会加大。成年患者肾损害较重，预后较儿童患者差，因而治疗应更加积极。

不过，患者也不要过分担心这个问题，积极地配合医生治疗，平时多注意休息，保持良好的心态也很重要。这样病情是可以得到控制的。

5. 过敏性紫癜性肾炎主要的治疗方法有哪些?

答：目前治疗过敏性紫癜性肾炎的方法主要有这几个方面：

①一般治疗。去除诱因，注意适当减轻工作量，避免劳累，保持良好的心态。要注意自身保健和避免各种对本病不利的因素：避开过敏原；避免阳光等紫外线光的照射；避免应用肾毒性药物，如磺胺类、链霉素、吲哚美辛、布洛芬、顺铂等。

②对于有明确肾脏损害的患者，多采用的是糖皮质激素（如甲强龙、地塞米松、氢化可的松）治疗，对控制皮疹 、缓解腹痛症状及关节受累疗效明显。

③冲击治疗。对肾活检显示大量新月体超过50%（图3-35），临床表现为急进性肾炎者，可给予甲泼尼龙 、环磷酰胺冲击治疗，如冲

击治疗3~4个疗程无效，可加用血浆置换。

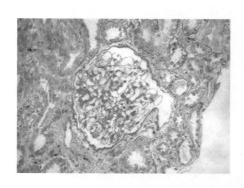

图 3-35 肾活检显示的新月体

④对症治疗。如控制高血压、积极控制感染、止血、抗过敏和镇痛等治疗。

⑤透析和肾移植。终末期肾衰竭患者可考虑透析或肾移植治疗。

6. 过敏性紫癜性肾炎患者的饮食应注意哪些方面？

答：患者除了避免过敏性食物的摄取外，在饮食上应注意补充丰富的营养物质和足够的热量。若有消化道症状者应给予易消化的食物，避免过热饮食，减少刺激，有活动性出血时应禁食。在食物选择上应注意：

①避免食用羊肉、牛肉、驴肉、狗肉、马肉、鹅肉、香菜、香椿、韭菜等发物。

②避免接触和食用过敏原物质。紫癜性肾炎患者可到医院进行过敏原的检测，从根本上杜绝接触或食用易导致过敏的食物。

③避免食用辛辣刺激、肥甘油腻及海鲜类的食物，如辣椒、生葱、姜、蒜、洋葱、胡椒、烟酒、各种油炸食物、鱼、虾、蟹等。

④忌过度进食，以免增加胃肠负担，诱发或加重胃肠道出血。

7. 过敏性紫癜性肾炎患者休息、活动有哪些注意事项？

答：①发作期患者应增加卧床休息，减少消耗，保护脏器功能，预防并发症发生，避免过早或过多的行走性活动。

②协助疼痛者采取舒适卧位，关节肿痛者要注意局部关节制动与保暖（如图3-36）。

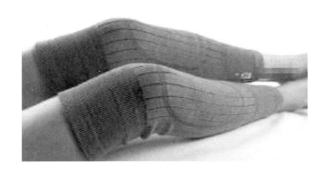

图 3-36　肢体保暖

③注意休息、营养与运动，养成良好的个人卫生习惯，避免疾病的发生与复发。

（马登艳　吴逍玉）

八、泌尿系统感染

1. 泌尿系统包括哪些部位？

答：女性和男性泌尿系统由于解剖结构的不同而所不同。女性泌尿系统包括肾脏、输尿管、膀胱、尿道（图3-37）；而男性泌尿系统除此之外还包括前列腺（图3-38）。

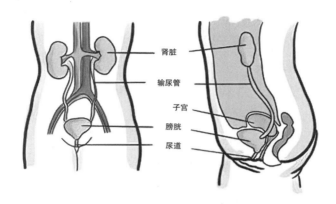

图 3-37　女性泌尿系统结构图

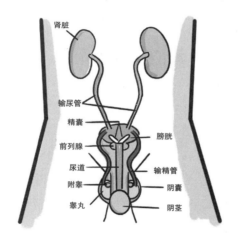

图 3-38　男性泌尿系统结构图

2. 什么是泌尿系统感染?

答:泌尿系统感染又通常称为尿路感染,是指致病微生物在尿中繁殖并侵犯泌尿系的任何部位,引发的多种尿路感染,临床最常见的致病菌为大肠杆菌。根据发生部位不同,可分为上尿路感染和下尿路感染。上尿路感染为肾盂肾炎;下尿路感染包括膀胱炎和尿道炎。

3. 哪些原因可能导致泌尿系统感染?

答：一般来说，泌尿系统感染多与疾病因素（如前列腺肥大、前列腺炎、前列腺结石等）、多重压力（如工作生活压力大、常常久坐不起、社会竞争激烈、生活节奏快、过度紧张、精神疲劳引发失眠多梦等）和不良的卫生习惯有关。其次人们养成的不良的排便习惯如憋尿也会引起尿路感染。如果长期憋尿，尿液无法将细菌冲走，大量细菌在尿路聚集，就可能引起尿路感染。不要小瞧尿路感染，尿路感染可能引起严重的并发症，如肾乳头坏死、肾周围脓肿等。此外，冬季应注意下身保暖，少饮酒和食用刺激性食物。对于排尿性晕厥的预防，除睡觉时不要憋尿外，起床小便时，最好先在床边小坐片刻，随后再站起来走动。

4. 哪些人属于泌尿系统感染的高危人群?

答：生活里总是有一部分人为泌尿系统感染疾病烦恼，这些人群是属于泌尿系统感染疾病的高危人群。

①女性。女性尿路感染发病率明显高于男性，据不完全统计，40岁以下女性尿路感染的发病率为男性的 8~10 倍，未婚女性发生尿路感染的概率为1%~2%，已婚女性为 3%~4%，妊娠期高达10%。

②留置尿管及器械检查者。留置尿管、膀胱镜检查、泌尿道手术均可造成局部黏膜损伤，并把前尿道的致病菌带入膀胱以致感染。

③免疫力低下者。如高龄、肾移植、全身性疾病（糖尿病、高血压）、慢性腹泻、长期使用糖皮质激素等使机体抵抗力下降，增加感染发生率。

④尿路梗阻者。如膀胱出口梗阻、神经源性膀胱、结石和肿瘤患者。

⑤性生活不洁者。

⑥前列腺增生者。

⑦过度憋尿者。

5. 泌尿系统感染表现出哪些症状？

答： 尿路感染的临床表现多种多样，以尿路刺激征（尿频、尿急、尿痛）症状多见。当出现以下症状时，要考虑是泌尿系统疾病。

①急性膀胱炎。患者通常表现为尿频、尿急、尿痛、耻骨上方痛。尿浊而臭，约30%患者有血尿。

②急性肾盂肾炎。为急性肾实质的化脓性感染，伴有感染的局部和全身症状。通常以高热、寒战、腰痛、全身酸痛为主要症状，发热超过38℃，血白细胞增加，有明显肋脊角疼痛和肾区叩痛者可确诊。

③慢性肾盂肾炎。患者表现为高血压、多尿、水肿、夜尿增加、腰腹不适和（或）间歇性低热。

④尿道炎。患者会出现尿频、排尿灼痛和血尿。

6. 泌尿系统感染可以治愈吗？

答： ①急性非复杂性尿路感染患者使用抗生素治疗后，90%患者可治愈，约10%患者可转为持续性细菌尿或反复再发。

②复杂性尿路感染临床治愈率低，容易复发，除非去除了易感因素，否则极难治愈。

7. 泌尿系统感染主要的治疗方法有哪些？

答： 泌尿系统感染治疗的目标就是以最少的细菌耐药、最小的副作用、最低廉的费用来获得最佳的治疗效果。同时也可预防和治疗全身脓毒血症、预防并发症。

治疗方法有：

①治疗应根据细菌培养结果及药敏结果选择抗生素，且应选择肾毒性小、不良反应少、尿液内有较高药物浓度的抗生素。

②鼓励患者多饮水，勤排尿，遵医嘱口服碳酸氢钠，以碱化尿

液，减轻膀胱刺激征。

药物疗效的判断标准为：

①有效。治疗后复查尿常规显示尿沉渣镜检与细菌学检查阴性。

②治愈。抗生素治疗结束后，复查尿常规显示尿沉渣镜检与细菌学检查阴性，在停止用药2周、4周、6周追踪复查尿细菌学检查仍为阴性。

③失败。在治疗后尿常规检查仍有细菌。

8. 泌尿系统感染患者的饮食应注意哪些方面？

答：当出现泌尿系统感染时，患者宜进食清淡、易消化、营养丰富的食物，多吃水果、蔬菜。避免进食辛辣、油腻的食物，以及烟、酒、浓茶或咖啡。在无禁忌的情况下，尽量多饮水，每天饮水2 500 ml以上，勤排尿，以达到冲洗尿路，减少细菌在尿路的停留时间的目的。

9. 泌尿系统感染患者日常生活中有哪些注意事项？

答：①环境与休息。保持环境清洁、安静、光线柔和，维持病室适宜的温度和湿度，患者能充分休息。急性期患者应卧床休息，症状减轻后再下床活动。患者心情尽量放松，因过分紧张可加重尿频。指导患者从事感兴趣的活动，如听音乐、看小说、看电视、聊天等，分散患者对自身不适的注意力，减轻患者焦虑，缓解尿路刺激征。

②增强体质，提高机体防御能力。加强体育锻炼，增强体质，是预防发生泌尿系统感染的重要方面。在发热、尿检异常的急性期，应卧床休息。恢复期参加适度的体力活动。活动方式可因人而异，但不能过度疲劳，如散步、慢跑、打太极拳等运动，以增强体质。

③养成良好的生活习惯。经常清洗外阴，外阴清洗用温开水即可，尽量不要长期使用消毒剂冲洗外阴；排便后最好冲洗外阴，应从前向后冲洗或擦拭；已婚女性注意房事清洁，事后排尿以冲洗尿道。反复尿路感染者可遵医嘱口服抗菌药，预防复发；妇女月经期和妊娠

期应注意多饮水、勤排尿不要憋尿。

④最后，一定不要憋尿，避免细菌在尿路繁殖。

（宋晓丽）

九、慢性肾衰竭

1. 什么是慢性肾衰竭?

答：慢性肾功能衰竭（CRF）是慢性肾功能不全的严重阶段，为各种慢性肾脏疾病持续发展而导致的肾功能缓慢进行性减退，主要表现为代谢产物潴留，水、电解质、酸碱平衡失调和全身各系统症状，又称尿毒症。

2. 导致慢性肾衰竭的因素有哪些?

答：慢性肾功能衰竭的病理生理过程尚未完全明了，一般认为与以下因素密切相关：

①肾小球毛细血管血压增高。

②系统性高血压。

③肾脏局部细胞因子和血管紧张素系统活性的改变。

④肾小球内凝血。

⑤肾小管高代谢。

⑥血脂增高。

调查显示，美国导致慢性肾衰竭的首要因素是糖尿病肾脏疾病，中国导致慢性肾衰竭的首要因素是慢性肾小球肾炎。

3. 感染对肾衰竭的影响有哪些?

答：由于慢性肾衰的病程长，大多数的患者在还没有进入肾衰竭期，就已经开始使用大量糖皮质激素和免疫抑制剂治疗疾病，导致患者抵抗力下降。再加上蛋白质流失过多，出现营养不良水肿时，患者极易出现上呼吸道感染，而感染常使慢性肾衰加重，进而诱发心力衰竭。

4. 慢性肾衰竭的主要治疗方法有哪些？

答：①治疗基础疾病和加重肾衰竭的因素。包括：纠正水电解质紊乱；控制感染；解除尿路梗阻；停用肾毒性药物；治疗心力衰竭。

②延缓慢性肾衰竭的发展。包括：饮食治疗；补充必需氨基酸；控制系统性高血压及肾小球内高压。

③纠正水、电解质及酸碱平衡紊乱。包括：维持水、钠平衡；防治高钾血症；控制代谢性酸中毒；调整钙、磷代谢。

④控制感染。

⑤对症处理。包括：消除恶心、呕吐；控制高血压；纠正心力衰竭、心律失常及心包炎、心肌病；改善肾性骨病。

⑥替代治疗。包括：血液透析；腹膜透析。

⑦肾移植。

5. 慢性肾衰竭患者的饮食应注意哪些方面？

答：对于慢性肾衰竭患者而言，力所能及的首先就是饮食控制。饮食应严格以"低盐低脂低蛋白饮食"为基本原则。食物进入人体后，经消化吸收产生毒素及废物，但肾衰竭患者的肾功能受到破坏，无法正常地将毒素及废物排出体外。因此慢性肾衰竭在饮食上就必须特别注意，避免造成身体负担，影响到病情的发生发展。日常饮食具体的注意事项有：

①以清淡易消化食物为主，忌辛辣刺激食物、酒、咖啡及各种香料等。

②水肿严重者应严格限制盐的摄入，限制蛋白质的摄入量，少饮水。水肿不重者，可采用低钠饮食；无水肿者，不限制饮水和蛋白质的摄入量。

③摄取足够的热量。在限制蛋白质摄取时，为了避免热量摄取的不足，可多食用热量高而蛋白质极低的食物来补充，如低蛋白淀粉（如澄粉、大白粉、藕粉等）及糖类（冰糖、蜂蜜、姜糖、水果糖等）。

④高血钾者忌食高钾食品，如海产品、蘑菇、火腿、木耳、干果类、玉米片、香蕉、柑橘、土豆、萝卜干、茶叶、酱油、味精等。

⑤血尿酸高者尤其忌食动物内脏、鱼虾蟹蚌、菠菜、啤酒、豆类。

（苏东美）

十、儿童慢性肾脏病

1. 儿童慢性肾脏病如何分期？

答：儿童慢性肾脏病与成人相同，都以相同的GFR水平作为分期标准。

2. 是什么原因导致儿童患慢性肾脏病呢？

答：儿童患慢性肾病的病因多种多样，不同年龄的慢性肾脏病，病因有所不同，婴幼儿多以肾发育不全、先天性肾病、梗阻性肾病为主，儿童及青少年多以肾小球疾病和溶血尿毒综合征为主。并且儿童慢性肾脏病的发生还与多种因素相关，如性别、年龄、家族史、社会环境因素、药物等。

3. 如何查找儿童慢性肾脏病的病因?

答: ①反复的尿液检查确定有无血尿、蛋白尿。

②彩超检查了解肾脏结构。

③血、尿电解质检查了解肾小管的功能。

④当患儿肾小球滤过率<60 ml/min或有肾脏损伤的标志,需要通过全面的回顾分析既往病史及检查了解肾脏功能,具体包括孕产史、胎儿期的药物使用史、孕期基因检查、影像学检查、出生及生后的影像学及病理性检查。

4. 能否判断儿童慢性肾脏病的预后?

答: 儿童慢性肾脏病的预后暂缺乏临床相关数据证实。比较确定的是在儿童慢性肾脏病病因中,肾小球疾病导致GFR下降的速率显著高于非肾小球疾病。也就是说肾小球疾病导致的儿童慢性肾病进展较快,可能预后较差。

5. 血压管理在儿童慢性肾脏病治疗中有何意义?

答: 经证实合并高血压的慢性肾脏病患儿比血压正常的慢性肾脏病患儿更快进展至终末期肾病,更早需要进行血液透析或腹膜透析治疗。因此,合理的血压管理对延缓儿童慢性肾脏病的进展,延长患儿生存时间,提高其生存质量具有非常重要的意义。

6. 慢性肾脏病患儿应该如何做好血压管理?

答: 在严格遵医嘱用药的前提下,认真做好血压监测和记录,可以采取每天家庭自测血压,门诊就诊时测量血压,根据病情需要进行动态血压监测的方式。

7. 慢性肾脏病患儿何时需要降压治疗？血压管理的目标是多少？

答：当血压大于同性别、年龄、身高的第90百分位数（P90）时需要开始降压治疗，在不产生低血压的前提下尽可能将血压控制在小于等于同性别、年龄、身高的第50百分位数（P50）水平（表3-6）。

表3-6　中国儿童青少年血压参照标准

年龄（岁）	男				女			
	SBP（mmHg）		DBP（mmHg）		SBP（mmHg）		DBP（mmHg）	
	P50	P90	P50	P90	P50	P90	P50	P90
3	90	102	57	66	89	101	57	66
4	91	103	58	67	90	102	58	67
5	93	106	60	69	92	104	59	68
6	95	108	61	71	93	106	61	70
7	97	111	62	73	95	108	62	72
8	98	113	63	75	97	111	63	74
9	99	114	64	76	98	112	63	75
10	101	115	64	76	99	114	64	76
11	102	117	65	77	101	116	65	77
12	103	119	66	78	102	117	66	78
13	104	120	66	78	103	118	66	78
14	106	122	67	79	104	118	67	78
15	107	124	69	80	104	118	67	78
16	108	125	70	81	104	119	68	78
17	110	127	71	82	105	119	68	79

注：SBP→收缩压，DBP→舒张压。

8. 儿童慢性肾脏病常见的并发症有哪些？

答：儿童慢性肾脏病常见的并发症包括贫血、代谢性骨病、维生素D缺乏、代谢性酸中毒以及心血管疾病。

9. 慢性肾脏病患儿贫血的定义及治疗目标是什么?

答: 慢性肾脏病患儿发生贫血的情况很常见,糖尿病及慢性肾脏病临床实践(K/DOQL)指南将其定义为5个月至5岁患儿血红蛋白<110 g/L,5~12岁患儿血红蛋白<115 g/L,12~15岁患儿血红蛋白<120 g/L,15~18岁未孕女性患者<120 g/L,15~18岁男性患者<130 g/L。K/DOQL指南建议将慢性肾脏病患儿血红蛋白维持在110~120 g/L 或者红细胞比容维持在33%~36%。

10. 慢性肾脏病患儿贫血的常见治疗措施有哪些?

答: 目前最常用的治疗措施为补铁治疗,推荐的补铁量为2~3 mg/(kg·d),将转铁蛋白饱和度水平控制在20%以上,血清铁蛋白水平控制在100 ng /L以上。部分慢性肾脏病患儿可补充促红细胞生成素制剂(ESAs),但在应用ESAs时,治疗的血红蛋白浓度应个体化,并注意避免波动过大。

11. 造成慢性肾脏病患儿代谢性骨病的原因是什么?

答: 造成代谢性骨病的根本原因是钙磷代谢紊乱。同时钙磷代谢紊乱还可能造成血管钙化,是导致高病残率及高死亡率的"隐形杀手"。

12. 如何纠正慢性肾脏病患儿的钙磷代谢紊乱?

答: ①调整血钙水平在目标值范围内。

②给予低磷饮食,必要时遵医嘱使用磷结合剂。

③使用活性维生素D。

④遵医嘱使用钙模拟剂。

⑤进入尿毒症期的患儿应保证充分透析。

⑥其他。严重的继发性甲状旁腺功能亢进行甲状旁腺部分切除，直至纠正代谢紊乱及慢性炎症状态。

13. 慢性肾脏病患儿是否需要补充维生素D？

答：维生素D是类固醇激素，体内维生素D的水平主要通过血清25-羟基维生素D（25-OH-VD）水平反映。维生素D具有调节血钙及磷酸盐平衡、维持骨健康的功能、治疗及预防心血管疾病等作用。慢性肾脏病患儿易并发心血管疾病、肾性贫血、肾性骨病、肾性脑病等。维生素D的缺乏或不足在慢性肾脏病患儿中较常见，尤其是在非白人和肥胖病人，因此慢性肾脏病患儿需要补充维生素D。

14. 慢性肾脏病患儿饮食中的能量及蛋白质应该如何选择？

答：饮食选择需要满足足够能量及优质低蛋白的原则，根据年龄、是否接受透析治疗以及透析治疗的种类而不同。具体如表3-7、表3-8。

表 3-7　慢性肾脏病不同分期能量、蛋白质推荐量

年龄	能量 〔kcal/（kg·d）〕	慢性肾脏病3期 蛋白质推荐量 〔g/（kg·d）〕	慢性肾脏病4~5期 蛋白质推荐量 〔g/（kg·d）〕
0~6月	100~110	1.5~2.1	1.5~1.8
7~12月	95~105	1.2~1.7	1.2~1.5
1~3岁	90	1.05~1.5	1.05~1.25
4~13岁	70~50	0.95~1.35	0.95~1.15
14~18岁	45（男） 40（女）	0.85~1.2	0.85~1.15

表 3-8　不同透析患儿的能量、蛋白质推荐表

年龄	血液透析		腹膜透析	
	能量〔kcal/（kg·d）〕	蛋白质〔g/(kg·d)〕	能量〔kcal/（kg·d）〕	蛋白质〔g/(kg·d)〕
0~6月	100~110	2.6	100~110	3
7~12月	95~105	2	95~105	2.4
1~3岁	90	1.6	90	2.0
4~10岁	70	1.6	70	1.8~2.0
11~14岁（男）	55	1.4	55	1.8
11~14岁（女）	47	1.4	47	1.8
15~18岁（男）	45	1.3	45	1.5
15~18岁（女）	40	1.2	40	1.5

15. 慢性肾脏病患儿的低蛋白质饮食具体如何选择?

答: 优质蛋白质要占蛋白质总摄入量的50%~60%,可选用鸡肉、鸭肉、鱼肉、猪肉、牛肉、蛋等动物蛋白质和豆腐、豆浆、豆腐干等大豆制品。为避免主食中的植物蛋白质摄入过多,需要选择低蛋白质主食,如低蛋白质大米、小麦淀粉、粉丝、藕粉、粉皮、低蛋白质米粉、山药。

16. 慢性肾脏病患儿是否都需要严格限制钠盐摄入?

答: 对慢性肾脏病患儿而言,钠盐的摄入需要随病情及时调整:高血压、水肿同时存在时每日食盐摄入限制在2~3 g;水肿严重时,每日食盐限制在2 g以内或无盐饮食;少尿或无尿时最好控制在1.5~2 g。但在伴随肾小管功能障碍导致电解质过多丢失,出现低钠时需要及时补充钠盐。

17. 慢性肾脏病患儿如何避免摄入过多的钾和磷?

答: 需要控制高钾高磷食物的摄入。高钾食物包括豆类、口蘑、

干桂圆、坚果以及杏、樱桃、香蕉等水果。高磷食物包括豆类、口蘑、坚果以及奶酪。

18. 慢性肾脏病患儿如何计算液体摄入量？

答： 慢性肾脏病患儿的液体摄入量需要遵循量出为入的原则。首先需要记录出量，再按照公式"500 ml+前一天尿量"计算第二天的饮入量，出汗较多时，可增加100~200 ml。

19. 慢性肾脏病患儿如何进行运动？

答： 有氧运动可以降低慢性肾脏病患儿高血压及其他心血管疾病的危害，建议每周安排3次以上的有氧运动，如步行、慢跑、骑车、游泳等，每次运动30~60分钟，限制每天静坐时间不超过2小时。

20. 慢性肾脏病患儿有无特别需要加强监护的时期呢？

答： 有研究发现患儿可能在青春期出现肾功能的恶化加速，所以在这一时期需要加强监护。

（刘莉莉　王芳　刁永书）

十一、妊娠与慢性肾脏病

1. 慢性肾脏病患者可以怀孕吗？

答： 慢性肾脏病并非妊娠禁忌证，但其原发病、血压、蛋白尿、肾功能状态会不同程度影响孕妇和胎儿的预后，慢性肾脏病患者属于妊娠高危人群。随着肾脏病治疗和透析技术的进步，高危妊娠管理规范化和早产儿救治水平的提高，慢性肾脏病患者成功妊娠成为可能。不少慢性肾脏病女性患者有着强烈的生育愿望。但是慢性肾脏病患者的妊娠应由专业的临床医生慎重评价和妥善管理。

2. 糖尿病肾病患者可以怀孕吗？

答：糖尿病肾病患者妊娠后糖尿病会进一步加重，尿路感染和子痫前期的风险增加，胎儿和新生儿的并发症增多，妊娠中、后期肾病性蛋白尿和高血压的发生也明显增多。糖尿病肾病妊娠早期肾功能正常者，整个孕期肾功能基本稳定，但重度子痫前期及早产仍常见。所以，糖尿病患者在肾小球滤过率及血压正常的微量白蛋白尿期，或无微量白蛋白尿时是生育的较好时机。糖尿病肾病患者应明白妊娠期血糖、血压管理及多学科随诊的重要性，对于妊娠期出现尿蛋白增加及血压升高的患者，分娩后也应严密随访。糖尿病肾病患者妊娠早期出现明显高血压、冠状动脉硬化性心脏病、肾功能严重下降或糖尿病增生性视网膜病变、糖尿病肾病进展且治疗无效、重症高血压、高血糖酮症酸中毒、低血糖昏迷、胎儿宫内发育停滞或畸形等情况应终止妊娠。

3. 透析患者可以怀孕吗？

答：规律透析能使部分妇女恢复生殖功能而怀孕，但妊娠可导致容量负荷过重、高血压恶化或伴发先兆子痫，早产儿及低出生体重儿的比例较高，同时妊娠致敏也不利于后期肾移植，因此理论上应强调避孕。但随着透析技术的进步，国外一些指南不再阻止未来无移植计划的透析患者妊娠。但是透析患者应在肾内科医生、妇产科医生严格评估危险因素后妊娠，并密切随诊。

4. 妊娠对肾功能有没有影响？

答：妊娠可引起肾脏高滤过状态、尿蛋白增加、先兆子痫和高凝状态等，导致原有肾脏病的复发或加重，并危及孕妇及胎儿。另一方面，原有的肾脏病使肾脏功能不能满足妊娠所需，比如肾脏分泌激素水平低下常导致贫血和维生素D缺乏，会导致妊娠妇女的不良妊娠结局。有研究表明，对于慢性肾脏病1~2期患者，当血压得到良好控制、尿蛋白保持在1 g/d以内时，妊娠对肾功能影响不大，胎儿存活概率高于95%。对于慢性肾脏病3~5期患者，妊娠可能会导致原有慢性肾脏病复发（特别是狼疮性肾炎患者）或加重，对肾功能造成不可逆损害，进而增加终末期肾脏病（ESRD）风险，导致恶性高血压、胎盘早剥、早产、子痫前期甚至孕妇死亡以及胎儿生长受限、胎死宫内等不良结局的发生。

5. 慢性肾脏病对妊娠结局有没有影响？

答：慢性肾脏病影响妊娠的机制复杂，可能与肾功能损害导致激素水平紊乱、肾性贫血、毒素蓄积、子痫前期、胎盘灌注降低、原发性肾脏病的某些免疫机制等有关。

有研究表明，高血压、蛋白尿（＞1 g/d）、全身性疾病和肾功能损害是流产、早产、足月低体重儿、入住新生儿科、剖宫产率增加等不良妊娠结局的独立危险因素。若病情轻，仅有蛋白尿，无高血压，肾功能正常，则预后较好。若妊娠前或妊娠早期出现高血压及氮质血症，其并发重度子痫前期及子痫、流产、死胎、死产的概率随之增加。但慢性肾脏病孕妇死亡率极低，有报道慢性肾脏病孕妇的死亡率约为0.4%。

6. 慢性肾脏病患者妊娠前怎么管理？

答：所有慢性肾脏病妇女受孕前应意识到慢性肾脏病对她们肾功能和胎儿的长期影响。慢性肾脏病妇女常会闭经，但仍会间断排卵，导致受孕，故无妊娠打算的慢性肾脏病妇女应该避孕。而有妊娠意愿的慢性肾脏病妇女，应对其正在使用的常规药物重新进行评估，在医生指导下考虑妊娠，妊娠前应进行避孕、药物调整、血压、蛋白尿及体重的管理。所有的管理方案应咨询专业的临床医生，不可擅自调整! 见表3-9。

表 3-9　慢性肾脏病患者的妊娠前管理

避孕	伴高血压、血管疾病、大量蛋白尿或吸烟的女性避免使用雌激素制剂 使用免疫抑制剂时宫内避孕器不是禁忌
计划妊娠时的药物调整	开始补充维生素 停妊娠期禁忌药物
血压管理	使用妊娠安全的降压药物加强血压控制（目标<140/90 mmHg）
蛋白尿	未使用免疫抑制剂治疗的女性，使用最大量血管紧张素转化酶抑制剂/血管紧张素Ⅱ受体阻滞剂类药物控制蛋白尿直至尝试受孕
体重	必要时减轻体重 营养咨询 鼓励健康的生活方式

7. 慢性肾脏病患者产前怎么管理?

答：为使慢性肾脏病孕妇获得更好的结局，需要多学科共同支持，加强慢性肾脏病患者妊娠前（表3-9）和产前管理（表3-10）。所有的管理方案应咨询专业的临床医生，不可擅自调整!

表 3-10　慢性肾脏病患者的产前管理

药物	叶酸5 mg/d 受孕后继续或开始低剂量阿司匹林（75~81 mg/d）至妊娠34~36周
血压管理	使用妊娠安全的降压药物加强血压控制（目标<140/90 mmHg） 妊娠早期使用家庭自测血压计，并记录血压 每次随访时记录血压

续表

实验室检查	肾功能:包括血清肌酐、尿素、肌酐清除率和蛋白尿，根据肾脏病的严重程度和进展，至少每月检测1次 记录基线尿酸、肝酶、血小板计数和尿蛋白水平，有助于妊娠后先兆子痫的鉴别诊断
胎儿监测	生物物理学参数评估胎儿生长发育 妊娠早期每月、妊娠中期每2周、妊娠晚期每周评估胎盘功能

（王　芳）

第四章

辅助检查篇

1. 慢性肾脏病有哪些常规检查？

答：慢性肾脏病常规检查包括：大小便常规、24小时尿蛋白定量或尿蛋白/尿肌酐、泌尿系统彩超检查、血常规、血生化（包括肾功能检查）、凝血常规等。

2. 取尿液标本检查有哪些注意事项？

答：肾脏病检测中，最常应用的就是尿常规和24小时尿蛋白定量，怎么样留取尿液，能使检测结果更准确呢？小便常规留取标本需注意：

①留取时间。可随时留取任何时间的新鲜尿液（女性应避开经期）；一般留取晨尿最佳，因夜间饮水较少，肾脏排出的尿液在膀胱中浓缩，使尿液中的异常成分更容易被查出。

②留取准备。除查尿糖、尿胆原需空腹外，其他尿检查项目都可以进食，无须空腹。留取尿标本前72小时应避免剧烈运动。女性温水清洗外阴，或者应用消毒湿纸巾擦洗外阴，男性要清洁阴茎包皮，以免混入细菌。女性避免过多的阴道分泌物混入尿液。男性应避免前列腺液和精液混入尿液，造成检测结果不准确。

③使用容器。用广口、容量50~100 ml清洁干燥的容器留取，避免化学品和细菌污染，一般推荐采用医院提供的一次性尿杯。尿液细菌学检查则需使用无菌容器，留取过程注意无菌操作，防止防腐剂及外阴消毒剂混入尿标本。

④留取。留取尿液标本不少于10 ml；一般选择留取中段尿液，因前段尿液、后段尿液容易被污染。

⑤送检。留取标本应该尽快送检，最好在1~2小时内，夏天不应超过1小时，冬天不应超过2小时，时间过长会导致尿液中的葡萄糖被细菌分解、管型破坏、细胞溶解等问题出现，影响检测的准确性。

⑥其他。尿路感染者白细胞呈间歇性，宜多次反复检查，如在抗生素治疗后检查会影响检查的准确性。

3. 怎样留取24小时尿蛋白定量的标本？

答： 24小时尿蛋白定量（图4-1）留取，顾名思义必须留取24小时的尿液，例如：当日早上8：00至第二日早上8：00为24小时。当日晨起8：00排空膀胱后开始计时，将直至第二日8：00最后一次排空膀胱的尿液均装入同一带盖容器内，测量24小时尿量并记录，混匀，留取50~100 ml。

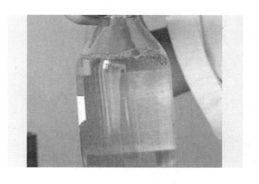

图 4-1　24 小时尿蛋白定量的标本

4. 尿检化验单上的英文符号代表什么检查项目？它们的正常值是多少？

答： 如表4–1所示。

表 4–1   尿检化验单检查项目及正常值

英文符号	检查项目	参考值
PH	酸碱度	5～7
PRO	蛋白	阴性（<0.1 g/L）
GLU	葡萄糖	阴性（<2 mmol/L）
KET	酮体	阴性
BLD	隐血	阴性（<10个红细胞/μl）
BIL	胆红素	阴性（<1 mg/L）
UBG	尿胆原	阴性或弱阳性
NIT	亚硝酸盐	阴性
LEU	白细胞	阴性（<15 个白细胞/μl）
SG	比重	1.015～1.025
VC	维生素C	阴性（<10 mg/L）

5. 肾功能检查化验单上的英文符号代表什么检查项目？它们的正常值是多少？

答： 如表4–2所示。

表 4–2   肾功能检查化验单检查项目及正常值

英文符号	检查项目	正常值
CREA	肌酐	37~110 μmol/L
UREA	尿素	2.77~7.35 mmol/L
URIC	尿酸	160~380 mmol/L
Cys–C	血清胱抑素C测定	0.51~1.09 mg/L
eGFR	估算肾小球滤过率	56~122 ml/min

6. 肾功能检查正常，是否说明肾脏就没有问题了？

答：肾功能正常也不能排除肾病的可能性，临床上必须结合病史，临床表现，血液、尿液检查，影像检查（彩超、CT），以及肾活检等资料进行综合分析和判断才能得出准确的结论。比如临床上，慢性肾病分为5期，其中1、2期的患者，肾功能检查是正常的；3期的患者，才可能开始出现肾功能检查异常，所以患者应定期复查，完善相关检查，以免延误了某些肾脏病的早期诊断和治疗。

7. 血常规检查的作用是什么？

答：血常规检查是临床上最基础的化验检查之一，是检查血液中血细胞情况，包括红细胞、血小板、白细胞。其主要作用是：红细胞检测判断病人是否贫血及贫血严重程度；血小板数量减少提示有无出血倾向；白细胞计数和白细胞分类计数可判断有无感染以及什么类型的感染。

8. 哪些肾脏疾病需要进行免疫学检查？

答：怀疑肾脏疾病继发于自身免疫性疾病时，如怀疑继发于系统性红斑狼疮、类风湿关节炎、肾病综合征、干燥综合征、自身免疫性溶血性贫血、抗中性粒细胞胞浆抗体（ANCA）相关性血管炎等，需要进行免疫学检查。

9. 抽血检查有哪些注意事项？

答：①抽血前一天避免吃一些油腻、辛辣的食物，避免大量饮酒，因为血液中的酒精成分会直接导致结果升高或降低。

②一些项目如血液化学检查、肝功能检查、肾功能检查、葡萄糖耐量试验、血清学检查、免疫学检查、各项血液流变测定等需要患者抽血前禁食8~12小时。

③抽血时应放松心情，避免因恐惧造成血管的收缩，增加采血

难度。

④抽血后，需要在针孔处进行局部按压3~5分钟进行止血，注意不要揉，以免造成皮下血肿，如有出血倾向，应延长按压时间。

⑤抽血后出现晕针症状，如头晕、眼花、乏力等立即平卧，饮少量糖水。

⑥抽血后若局部出现瘀血，抽血的24小时后用温热毛巾热敷，以促进局部血液循环，促进瘀血消散。

10. 为什么来了医院总是在抽血？

答：患者入院，医生根据患者的描述和临床表现安排检查，包括抽血做各种血液指标的化验，医生根据结果明确诊断或鉴别诊断，并有针对性地进行治疗和合理用药。患者经过合理用药治疗后，医生会安排检查抽血判断治疗效果。上诉是常规过程。在现实中，有可能是发现检查结果有其他异常，患者的临床表现与检查结果有异，或检查结果不能结合临床表现做出诊断，医生会重新考虑安排进一步检查抽血化验，发现病因，做出诊断。临床上，重病患者病情复杂、变化快，血生化指标变化快，医生为及时判断患者病情变化，以便调整治疗，所以安排抽血较多。

11. 慢性肾脏病其他常做检查有哪些？

答：①泌尿系统平片（腹部平片）。

②常规静脉泌尿系统造影。

③特殊静脉泌尿系统造影。

④逆行肾盂造影。

⑤肾穿刺造影。

⑥排尿性膀胱尿道造影。

⑦肾血管造影。

⑧电子计算机体层检查（CT）。

⑨磁共振成像（MRI）。

12. 慢性肾脏病患者行B超检查的意义有哪些？

答： 随着科学技术的飞速发展，B型超声显像越来越清晰，越来越广泛地运用于临床各科，对疾病的诊断具有重要的意义。B超在肾脏疾病的诊断方面也具有极高的价值。

①确定肾脏的位置、形态、大小是否正常；如果一侧找不到肾脏，则应了解有无手术史，注意有无异位肾（盆腔、胸腔）、萎缩肾或先天性肾发育不全、肾缺如，并做仔细检查和鉴别。

②确认肾皮质、髓质（椎体）的厚度和回声强度；肾窦区回声结构及其所占比例有无异常，有无积水。

③确认肾内有无异常回声及其部位、大小、形态和回声特征。

④观察肾周有无积液或其他异常征象。

⑤怀疑肾脏恶性肿瘤时，应常规检查肾门部及主动脉、下腔静脉周围有无肿大淋巴结，肾静脉和下腔静脉内有无瘤栓。

⑥观察肾脏及肾脏病变与毗邻器官和血管的关系。

⑦观察肾脏随呼吸的活动情况。

13. 做肾脏B超检查有哪些注意事项？

答： 肾脏B超检查前一般不需要特别准备，但应注意肾脏B超检查前勿大量饮水，仰卧位，最好空腹，怀疑肾盂病变者，可于检查前饮水500 ml。一般来说，检查中不同的体位和探测途径相配合可取得较满意的声像图。

14. 慢性肾脏病专科特殊检查有哪些？

答： ①尿微量白蛋白定量。此项检查可以测出尿常规所不能检出的异常尿蛋白增多，是判断早期肾损害的敏感指标之一。正常值为每分钟少于20 μg或24小时少于30 mg，若升高则可确定为微量白蛋白尿。糖尿病患者通常需要进行此项检查以早期发现糖尿病肾脏疾病。

②肾穿刺活检。它是通过穿刺取适量肾组织做病理活检，以确定肾脏病的病理类型，对协助肾病的诊断、治疗及预后都要重要的意义。

③肾动脉造影。用放射学方法观察肾动脉的情况，是诊断某些肾脏病的重要检查方法之一。将造影剂充盈肾脏血管树，来观察肾动脉的病变。其适应证为：a.肾血管性高血压；b.肾血管性病变；c.肾脏占位病变，当其他检查方法未能明确性质者，可用该法鉴别肾肿块的性质，如为实性肿瘤则其中有血管成分，囊肿则一般无血管成分；d.肾创伤，其他检查方法未能发现病变，而肾动脉损伤症状明显时，可做肾动脉造影；e.肾移植前后的检查，肾移植前了解患者的肾动脉情况或肾移植术后处理并发症时，均可做肾动脉造影。

④肾图检查。肾影像的放射性计数随时间的变化曲线称为肾图。根据左右肾影像的最大计数率占显影剂注入总计数的百分数可计算出分肾的肾小球滤过率。但该方法的局限性在于肾脏的深度可影像探头的计数，此外在图像处理过程中对感兴趣区的选取存在主观因素，也影响了肾小球滤过率的计算。当怀疑有肾动脉狭窄时，可以进行卡托普利肾图检查，观察用药前后分肾肾小球滤过率的变化。因目前CTRA、MRA等影像学检查手段的出现，该检查使用已经不多。

⑤肾动态显像。应用特殊的探头置于双肾的位置，高速摄像并采集放射性信号，可以观察双侧肾脏血流灌注、实质形态和功能，以及尿路引流情况。

⑥肾静态显像。了解肾脏位置、大小和形态；疑有肾内占位性病变、破坏性病变及缺血性病变可做肾静态显像；对进一步了解一侧肾功能减退和肾缺如也有重要意义。

15. 什么是肾穿刺活检?

答：肾穿刺活检简称"肾穿"，是一种检查方法。目前国内外最为广泛采用的是经皮肾穿刺活检，就是在B超引导下用穿刺针刺入机体的肾脏，取出少量肾组织，进行病理学分析，是肾脏病病理诊断的唯一方法。

16. 肾病患者一定要做肾穿刺活检吗?

答：不一定。因肾穿刺活检是一种有创伤的检查，存在一定风险，在临床工作中，医生为患者选择肾穿刺活检是很慎重的。首先，有肾穿刺活检禁忌证的患者是不考虑做肾穿刺活检的。对于可行肾穿刺活检的患者，也可分为两类，一类可先治疗后穿刺，如临床上典型的急性肾小球肾炎、儿童和青少年的单纯原发性肾病综合征，如治疗效果不佳，再考虑做肾穿刺活检；除上述两类肾病外，其他可行肾穿刺活检的患者考虑先穿刺，然后根据病理结果再制定治疗方案进行治疗。

17. 肾穿刺活检的适应证有哪些?

答：在临床上，没有禁忌证的大多数蛋白尿、血尿、继发于系统性疾病的肾脏病、不好解释的肾功能不全等情况均可考虑肾穿刺活检。肾穿刺活检的适应证可以分成两类：

（1）可以先治疗、后穿刺的疾病

①急性肾小球肾炎。对于临床上典型的急性链球菌感染后肾小球肾炎，可以暂时不予以肾穿刺检查，因为该病为自限性疾病，经过支持和对症治疗可以自愈。

②原发性肾病综合征。对于儿童和青少年的单纯原发性肾病综合征，即仅有大量蛋白尿、低蛋白血症而不伴有血尿、高血压和肾功能衰竭的原发性肾病综合征，可以先用糖皮质激素正规治疗8周以上，

如果临床上无效，再行肾穿刺。

（2）必须先穿刺，然后根据病理结果再进行治疗的疾病

①不典型的急性肾小球肾炎。虽然典型的急性肾小球肾炎为自限性疾病，不需要肾穿刺活检明确诊断。但当肾功能出现急剧恶化，临床上表现类似急进性肾炎综合征时，应尽早肾穿刺明确诊断，以免贻误治疗时机。即使肾功能一直稳定，但临床上治疗2~3个月后仍无好转，也应尽早行肾穿刺，明确诊断。

②急进性肾炎综合征。此综合征病因多样，进展迅速，如不及时治疗，预后很差，因此均应先明确病理诊断，再制定治疗方案，即使存在一定的相对禁忌证，也应尽量纠正，创造肾穿刺条件，尽早行肾穿刺。

③原发性肾病综合征。中老年肾病综合征，或合并血尿、高血压、肾功能损伤的肾病综合征，均应该及早行肾穿刺检查。

④急性肾衰竭。各种急性肾衰竭，如果临床上原因不明，只要没有禁忌证，均应尽早行肾穿刺。

⑤继发性肾小球疾病。各种继发性肾小球疾病，均建议先行肾穿刺，明确诊断和病理类型后再决定治疗方案。

⑥移植肾。当移植肾的肾功能明显减退，原因不清时；当移植肾出现排异反应，临床治疗效果不好，难以决定是否要切除移植肾时；当怀疑原有的肾脏疾病又在移植肾上出现时，均可行移植肾穿刺活检。

18.肾穿刺活检的禁忌证有哪些？

答：肾穿刺作为一项有创性检查，是存在一定风险的，目前，公认的肾穿刺禁忌证有：

①孤立肾。不论是先天的还是后天的孤立肾，目前多数专家的观点是不宜做肾穿刺检查，理由是一旦出现较严重的并发症，会导致患

者丧失这个唯一的肾脏而无对侧肾脏代偿。

②明显的出血倾向。无论何种原因造成的出血倾向，均不宜行肾穿刺检查。必须将出血倾向纠正后，方可考虑行肾穿刺。

③重度高血压。高血压的存在，可以明显提高患者穿刺后出血的概率，延长止血的时间。因此，将血压控制在合理的范围后才能行肾穿刺检查。

④精神疾病。在一些精神疾病状态下，患者可能不能配合肾穿刺，或者肾穿刺可以诱发一些精神疾病，这些均应予以考虑。

⑤体位不良。如过度肥胖，大量胸腹水或者患者病情不允许搬动、翻身等情况存在时，不宜行肾穿刺检查。

⑥肾脏感染。包括各种感染，如活动性肾盂肾炎、肾脓肿、肾盂积水、肾结核、肾周脓肿等。

⑦肾脏肿瘤。在穿刺部位有各种肿瘤时，如恶性肿瘤、血管瘤、大的囊肿等，并无法避开时，均不宜行肾穿刺。

⑧肾脏位置过高或游走肾。无论如何吸气憋气，患者的肾脏均不能到达十二肋以下或者不能固定位置，穿刺针无法安全到达肾脏，这时不宜行肾穿刺。

19. 肾穿刺活检危险吗？

答：肾穿刺活检是一项有创性检查，存在一定风险。随着肾穿刺活检技术和整体医疗技术的进步，肾穿刺活检相对安全。首先，医生会严格掌握穿刺指征；医护人员会给予患者专业的术前、术中、术后指导；目前国内外最为广泛采用的是经皮肾穿刺活检，是在B超导向定位下进行，定位准确；再加上患者的配合（在穿刺时正确的体位、憋住气、不活动身体），肾穿刺活检是安全的。再者，正常人身体有200多万个肾小球，而每次肾活检只取10个以上肾小球进行病理分析即可；好比您一头乌发即使掉了十几根对您将来会有多大影响？而且肾脏具有很强的贮备和修复能力，平常只有40%的肾单位在进行工作。因此，对于肾穿刺的安全问题，患者没有必要过分担心。

20. 肾穿刺活检的大致过程是怎样的?

答：①患者俯卧于硬板床上，头偏向一侧，双臂前置。腹部肋缘下垫5~10 cm高的枕头，将肾脏充分顶向背侧，绝对不能活动身体（图4-2）。

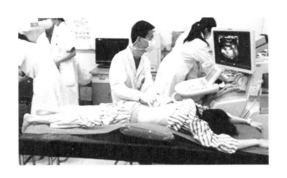

图 4-2　肾穿刺体位准备

②在超声引导下确定肾活检的部位，并测量穿刺点皮肤距肾包膜的距离，做好标记（图4-3）。

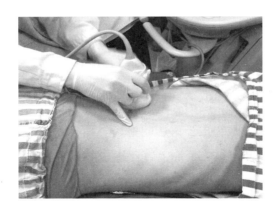

图 4-3　超声引导下确定肾活检的部位

③消毒（图4-4），铺手术巾（图4-5），局部麻醉（图4-6）后于超声引导下缓慢进针并迅速取出肾组织2条，每条长1~1.5 cm。

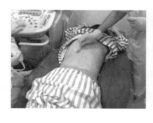 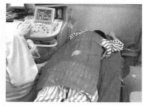 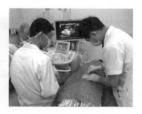

图 4-4　穿刺皮肤消毒　　　图 4-5　铺手术巾　　　图 4-6　穿刺局部麻醉

④肾穿刺完毕，将获取的肾组织（图4-7）进行必要的处理后进行免疫荧光、光学显微镜及电子显微镜检查。

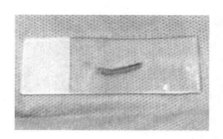

图 4-7　肾穿刺组织

21. 肾穿刺活检有哪些注意事项？

答：（1）肾穿刺术前

①练习憋气。肾脏随呼吸上下移动，如果在穿刺时呼吸会导致穿刺划伤肾脏，引发出血，后果严重。练习憋气时，要平趴在床上，腹部垫一枕头，使腰部呈水平位，胸及肩膀紧贴床面，头面部直接枕在床面，双手上举置于头部两侧。摆好位置后缓慢地吸气（吸气时不能耸肩、抬屁股），一直吸到最大量，憋气并坚持20秒以上，然后缓慢吐气、放松，重复练习1~2次。

②练习床上大小便。因为肾穿刺后需要卧床休息24小时，这就需要患者在床上小便。如果不事先练习，很可能尿不出来而需要导尿。所以需要事先练习在床上大小便。

③保证休息与睡眠，情绪稳定，避免血压升高。

④保证大便通畅。如果大便干燥，肾穿刺前两天遵医嘱服通便药。肾穿刺前两天最好素食，否则容易产气，造成B超显示肾脏不清晰，影响穿刺。

（2）肾穿刺术当天

①肾穿刺术当天少量饮食，按时服药。穿刺前排大小便。

②肾穿刺术前测血压，血压高是肾穿刺活检术的禁忌证。

③肾穿刺术时不要过度紧张，全身尽量放松，配合医生口令进行吸气、憋气及呼气。在吸气憋气过程中一定不要说话、咳嗽或活动，如果感到不适，可以用手拍床示意，手术需要10~15分钟可以完成。

（3）肾穿刺术后

①穿刺术后立即用手指按压穿刺部位5~10分钟后用盐袋压迫穿刺部位，继续压迫止血6~8小时（移植肾穿刺需手掌压迫止血30分钟，不需用盐袋）；然后仰卧位，头下垫枕，平卧6~8小时，观察有无并发症；可活动及改变体位，最好卧床24小时后才下床活动，避免突然弯腰、碰撞及使腹压升高等动作，避免剧烈运动和重体力劳动。

②肾穿刺后要少量多次喝水（尿少患者应在医护人员指导下控制饮水量），最好喝白开水，增加尿量，可冲洗尿路防止血块堵塞尿路。可以正常吃饭，不可进食过饱，尽量少吃甜食，不喝牛奶、豆浆，否则会因卧床不能活动导致腹胀。

③肾穿刺后观察小便颜色，特别是前三次小便，第一次小便最好请医护人员查看是否有肾穿刺引起的小便异常。肉眼血尿患者注意术前、术后小便颜色变化。

④如果肾穿刺术后有头晕、心慌、腰腹疼痛等症状时，及时告知

医护人员。并根据医嘱延长卧床时间。

⑤肾穿刺术后三天尽量多卧床休息，一周内不能剧烈活动腰部，比如跑步、游泳，以免导致迟发出血。

22. 肾穿刺活检有哪些常见并发症?

答：①血尿。镜下血尿的发生率几乎100%，一般于1~5天内消失，无须处理。肉眼血尿发生率为2%~16%，大多于1~3天内消失。

②腰痛。多因血肿、穿刺损伤和卧床时间过长所致，多于1周内消失，只有极少数患者可以持续很长时间。如果腰部出现绞痛，即有发生血块堵塞肾盂或输尿管的可能，应立即报告医生，做好相关检查的准备。

③动静脉瘘。肾穿刺后动静脉瘘易发生于高血压、肾硬化和血管炎患者，确诊需行肾血管造影。少量出血可自行愈合，无须特殊处理，严重者应及时行肾动脉分支栓塞术或手术处理。

④肾周血肿。肾活检后50%~90%的患者会出现肾周血肿，血肿一般较小，无临床症状，无须特殊处理，多在1~2周内自行吸收；较大血肿发生率低，多在穿刺后当天出现，患者可能会出现腰痛、腹痛、甚至恶心、呕吐，此时应卧床休息、限制活动，大多3个月内能自行吸收，但出现血红蛋白、血压下降，则需处理，必要时外科处理。

⑤其他。感染、误穿其他脏器。

（黄肖容　马登艳　胡晓坤）

第五章
治疗与用药篇

1. 慢性肾脏病常用免疫抑制剂及其不良反应有哪些?

答: 近年来免疫抑制剂在治疗慢性肾脏病方面有了长足发展。目前临床上在慢性肾脏病中常用的免疫抑制剂及其不良反应见表5-1。

表 5-1 常用免疫抑制剂及其不良反应

免疫抑制剂	不良反应	
环磷酰胺	环磷酰胺的不良反应与剂量相关,并因此限制了长期应用。常见较轻的副作用有脱发、恶心和呕吐,但其引起的膀胱毒性、骨髓抑制、性腺毒性和致癌危险则较为严重	
环孢素、他克莫司(FK506)	环孢素和他克莫司最常见的不良反应为高血压、肾毒性和神经毒性。其中肾毒性又分为急、慢性两种。急性肾损伤与药物的血管作用有关;慢性肾损伤与其肾上皮细胞转分化、肾间质纤维化有关。神经系统的不良反应包括震颤、头痛、睡眠障碍。环孢素所特有的常见副作用还包括齿龈增生、痤疮和多毛。但最严重的是发生脑病导致昏迷	

续表

免疫抑制剂	不良反应
吗替麦考酚酯（骁悉）	胃肠道的不良反应较为常见且为剂量依赖性，包括呕吐、恶心、便秘、腹痛和消化不良。可以出现白细胞、血小板减少和贫血，严重者可发生严重贫血。上述不良反应在减少药物剂量、分次服用或停药后可缓解。经过长期服药其不良反应也可逐渐减轻。肝肾毒性罕见。药物剂量过大或因肾功能不全而出现药物蓄积者可发生骨髓抑制和继发感染
硫唑嘌呤	患者一般耐受性良好，常见不良反应为胃肠道反应、感染和骨髓抑制。胃肠道反应包括味觉改变、呕吐、恶心、腹痛和腹泻，上述症状可通过分次或饭后服药得到缓解。骨髓抑制为剂量依赖性，常见且较为严重，减量或停药可恢复。白细胞、红细胞和血小板均可受到影响，但以白细胞减少更为常见。肝毒性包括胆汁淤积、肝性紫癜等，停药后多可恢复。过敏多见于男性，多发生于治疗的2~3周
甲氨蝶呤	患者对甲氨蝶呤的耐受性较好。多数不良反应较轻，不良反应主要包括乏力、恶心、呕吐（多发生在用药24小时内）、脱发、黏膜溃疡和类风湿结节加重。较为严重的副作用是肝毒性、肺毒性和骨髓抑制。用药同时补充叶酸可减少副作用且不影响疗效
来氟米特	常见的不良反应为口腔溃疡、腹痛、腹泻、恶心、脱发、皮疹、肝酶上升和感染。该药引起的肝酶上升为剂量依赖性并可恢复。少数可发生严重高血压，停药后可缓解。应用来氟米特者不应使用活疫苗，妊娠和哺乳妇女禁忌使用

2. 慢性肾脏病常用免疫抑制剂有哪些用药原则及注意事项？

答：慢性肾脏病常用免疫抑制剂用药的注意事项见表5-2。

表 5-2　常用免疫抑制剂用药原则及注意事项

免疫抑制剂	用药原则及注意事项
环磷酰胺	口服剂量：1~2 mg/（kg·d） 静脉冲击剂量：0.5~1.0 g/m²体表面积 血液系统和胃肠道系统毒性较为常见 需监测血常规、肝功能、终生监测尿常规 性腺毒性依赖于累积剂量和年龄的增加 增加血液系统恶性肿瘤的危险 潜在出血性膀胱炎和膀胱肿瘤的危险，治疗时应水化 非肾小球性血尿需进行膀胱镜检查 用药期间严禁妊娠和哺乳
环孢素， 他克莫司 （FK506）	环孢素用于预防器官移植急性排异反应时，应在移植前4~12小时给药 环孢素在自身免疫性疾病和肾小球疾病中应用广泛，能有效治疗狼疮性肾炎 环孢素和他克莫司在治疗肾小球疾病中具有肯定的疗效，但疗效的安全性还有待进一步证实 他克莫司每日剂量分两次服用，最好是空腹或至少进食前1小时或进食后2~3小时服用以达到最大吸收率 器官移植的维持期也可以口服他克莫司来达到连续免疫抑制作用 对于难治性患者，在使用时应尽量用最小的有效剂量并定期监测肾功能
吗替麦 考酚酯 （骁悉）	剂量：1.5~2 g/d，分次服用 慢性肾功能不全患者应减少剂量 胃肠道和血液系统不良反应常见 用药第1个月每周监测血常规，随后2个月内每2周监测一次。以后1年内每月监测一次 器官移植中疗效略好于硫唑嘌呤
硫唑嘌呤	肾移植患者起始剂量为3~5 mg/（kg·d） 自身免疫性疾病起始剂量：1 mg/（kg·d），然后每4周增加0.5 mg/（kg·d），理想的有效剂量为2.5 mg/（kg·d） 消化系统和血液系统毒性较为常见 定期监测血常规和肝功能 与糖皮质激素合用以减少激素用量或用于维持治疗 很多药物可影响该药的代谢 禁忌与别嘌呤醇合用

续表

免疫抑制剂	用药原则及注意事项
甲氨蝶呤	起始剂量：每周7.5 mg，以后每周逐渐加量，最高可达每周30mg 老年人和肾功能不全者应减少剂量 治疗前应监测血常规、肝功能和病毒性肝炎等指标 每4~8周检测白细胞计数、肝肾功能 每日应用叶酸1~2 mg可部分减少不良反应发生率或减少其严重程度。妊娠和哺乳妇女禁止使用
来氟米特	负荷剂量：50~100 mg/d，连续3天 维持剂量：20~30 mg/d。如不能耐受，可降为10 mg/d 老年人和肾功能不全者无须调整剂量 由于该药在肝脏代谢，应密切监测肝功能。用药之初应监测肝功能，以后每4周复查一次，稳定后可延长监测周期 与甲氨蝶呤联用时更应注意监测肝功能 该药可安全的与糖皮质激素或非甾体消炎药合用

3. 糖皮质激素在慢性肾脏病治疗中发挥什么作用?

答： 正常人的肾上腺（图5-1）每天分泌10~20 mg皮质醇（氢化可的松），称为糖皮质激素。它在慢性肾脏病的治疗中有举足轻重的地位。一方面，糖皮质激素有很强的免疫抑制和抗炎作用，进入人体后，主要作用于血液循环中的白细胞，通过抑制白细胞分泌多种细胞因子，抑制白细胞游走到炎症部位，抑制白细胞介素-2等的合成，阻止T淋巴细胞的活化，从而起到抗炎、免疫抑制的效果。其次，糖皮质激素可以影响血管的通透性，与细胞内相应受体结合后，减少细胞因子的合成。对于免疫性肾病来讲，可以迅速控制病情的发展。另一方面，

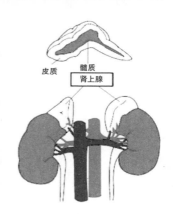

皮质　髓质
肾上腺

图 5-1　肾上腺

大量、长期或不适当应用激素会给患者带来诸多不良反应。医生常把它称作"双刃剑"。因此，只有患者正确配合医生进行治疗，才能达到减少不良反应，延缓慢性肾脏病发展的目的。

4. 糖皮质激素治疗应该注意什么?

答: ①使用前严格遵守使用指征，避免激素滥用。

②积极配合医生，减少不良反应，达到更好的治疗效果。

③除病情需要，一般认为，晨起顿服可能更利于减轻不良反应。如服药后有胃肠道反应，饭后半小时至1小时服药，可以减轻胃肠道反应，必要时加用胃黏膜保护药。

④食欲亢进者要限制进食量。

⑤规律服药者，还应注意周围环境卫生，保持口腔清洁，避免皮肤黏膜损伤，防寒保暖，增强体质。避免到人群拥挤、嘈杂的地方。

⑥适当服钙片。定期对脊柱、骨盆等进行影像学检查。如有骨质疏松或坏死，应停药。

⑦病情稳定可以适当运动。如出现感染症状（如发热、咳嗽等不适），应及时就医。

5. 长期使用糖皮质激素可能会有哪些不良反应?

答: ①感染。糖皮质激素使用量超过一定范围，感染概率明显增加。条件致病菌感染常见，病毒和真菌感染概率也增加。

②皮肤和软组织的不良反应。包括：紫纹，肥胖，皮肤变薄，痤疮，脱发，多毛，Cushing外貌（满月脸、水牛背），伤口愈合延缓。

③眼的不良反应。包括：白内障，青光眼（有家族史者较多见）等。白内障、青光眼患者禁用糖皮质激素。

④水钠潴留。在大剂量激素冲击治疗时尤为明显，应加强限盐并

适当利尿。

⑤骨质疏松。除定期进行骨密度检查外，适当的负重体育锻炼，有助于保持骨密度。肾脏病患者使用糖皮质激素同时，口服阿发骨化醇和碳酸钙，可以减慢骨钙丢失，预防骨质疏松。

⑥血糖升高。原有糖尿病或糖耐量异常者在应用糖皮质激素后常出现血糖进一步升高，从而需要调整降糖药物。原糖代谢正常者因使用糖皮质激素出现的糖尿病称为类固醇性糖尿病，停用后血糖能恢复正常。

⑦肌肉的不良反应。该类不良反应可导致肌病，典型的表现为四肢近端肌肉进行性的乏力、萎缩，下肢常比上肢表现重，患者不能上下楼梯，甚至不能站立。一般无肌痛。多数患者由于症状不明显而易被忽视。

⑧心血管系统的不良反应。该类不良反应可引起高胆固醇血症和高甘油三酯血症，增加动脉粥样硬化的发生概率。对于控制不理想的重度高血压患者，应避免使用大剂量糖皮质激素冲击治疗。若使用糖皮质激素后，出现高血压或原有高血压进一步升高，应注意调整降压药。

⑨消化系统的不良反应。该类不良反应可增加消化性溃疡、上消化道出血的发生概率，如与非甾体类消炎药合用发生率明显增加。

⑩中枢神经系统的不良反应。其主要表现为焦躁、欣快感、失眠，极少数患者可以出现抑郁。精神症状较重的患者应停用糖皮质激素。

⑪肾上腺皮质功能不全。糖皮质激素能抑制下丘脑−垂体−肾上腺轴，导致肾上腺皮质分泌内源性糖皮质激素减少。长期大量使用的患者，若突然停药，可以出现肾上腺皮质功能不全的表现，甚至危象。

⑫其他不良反应。大剂量的糖皮质激素可造成月经不调，生育能力下降，过敏，儿童生长发育迟缓，低钾血症等。

6. 输注人血白蛋白对慢性肾脏病患者有帮助吗？

答：人血白蛋白（图5-2）是临床上急救用的一种昂贵的特殊药品，对于慢性肾脏疾病患者而言，可以用于治疗肾病综合征引起的低蛋白血症，从而减轻水肿。人血白蛋白是一种血液制品，也有它的副作用。如患者使用不当的话，会出现感染、寒战、发热、恶心、呕吐等症状。如输注人血白蛋白过多或者过快时，则容易导致肺水肿。而对于血清白蛋白处于正常水平的慢性肾脏病患者，输入人血白蛋白反而可使自身白蛋白合成受到抑制，并使其分解代谢加速，对健康无益。记住，人血白蛋白不是一种营养品，需要输注人血白蛋白的人必须在医生指导下使用，不要盲目要求输注。

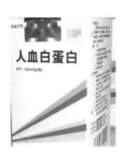

图 5-2　人血白蛋白

7. 高血压与肾脏疾病有无关系？

答：高血压与肾脏疾病二者之间的关系非常密切，且互为因果，形成恶性循环。高血压可以引起肾脏损害，后者又使血压进一步升高，并难以控制。肾脏疾病所致的高血压称为肾性高血压，主要由肾血管疾病和肾实质性疾病所致。在肾脏疾病进展过程中可以产生高血压，后者又进一步加剧肾脏病变导致肾功能减退，两者形成互为因果的恶性循环，致使病情加重。严格有效地控制血压，是延缓肾脏病变的发展、预防心血管事件发生的关键。

8. 高血压对肾脏有什么损害?

答：高血压不仅仅表现为血压的升高，对全身许多重要器官都有损害，比如肾脏、心脏、脑、眼睛以及全身的大血管等，给患者的健康带来极大的危害。长期高血压的存在，会对肾小球、肾小管及肾间质造成损害。早期表现为微量蛋白尿，如高血压控制不佳，就会逐渐造成肾功能损害甚至进展至终末期肾脏病，它是最后也是最严重的阶段，也就是大家常谈之色变的尿毒症。那时，可能需要腹膜透析或是血液透析才能维持生命，而这两种治疗方案会给患者的家庭带来巨大的经济负担。

9. 高血压性肾损害的首选治疗药物有哪些?

答：高血压性肾损害通常是指原发性高血压所导致的肾脏小动脉或肾实质的损害。高血压性肾损害患者在调整生活方式的同时应及时开始药物治疗。高血压性肾损害的首选治疗药物是：

①血管紧张素转化酶抑制剂（ACEI）。ACEI类代表药物有：卡托普利、依那普利、贝那普利等。

②血管紧张素Ⅱ受体阻滞剂（ARB）。ARB类代表药物有：厄贝沙坦、缬沙坦、氯沙坦等。有研究表明，合并肾功能损害的高血压患者常常需要联合用药才能到达目标血压。可以联合使用利尿剂、β-肾上腺受体阻断剂或钙通道阻滞剂（CCB）进行治疗。需要强调的是，无论采用哪种单药或联合治疗方案，血压控制达标都是首要的。如果上面两种降压药不能将血压下降达标，则再加CCB，代表药物有：苯磺酸氨氯地平、硝苯地平缓释/控释片等。

10. 慢性肾脏病患者没有高血压，为什么还要服用降压药?

答：慢性肾脏病患者服用降压药如血管紧张素转换酶抑制剂

（ACEI）类（如：卡托普利、依那普利、贝那普利等）或血管紧张素
Ⅱ受体阻滞剂（ARB）类（如厄贝沙坦、缬沙坦、氯沙坦、坎地沙
坦等）降压药，主要目的除了降低血压外，更重要的是可以减少蛋白
尿。并且现有的临床证据表明，使用RAAS抑制剂（即上述2类药物）
可以有效延缓肾功能衰退及肾脏病的进展。所以，只要服用上述药物
没有出现明显的低血压（收缩压100 mmHg以下）以及明显的头晕、头
痛等不适，正常肾功能或轻度肾功能损害的患者都可以服用上述药物
起到降低蛋白尿的作用。

11. 慢性肾脏病患者应避免使用哪些对肾脏有害的药物？

　　答：①禁用具有肾毒性的抗生素，此类药物不在万不得已时（如
特殊感染，药敏试验只有这类药有效时），切勿使用。包括：a.多肽
类如粘菌素、多粘菌素B、杆菌肽；b.氨基苷类如庆大霉素、卡那霉
素、阿米卡星（丁胺卡那霉素）；c.磺胺类如磺胺嘧啶、磺胺米隆、
磺胺甲噁唑、复方新诺明等；d.万古霉素。

　　②慎用抗菌药物，尤其是：a.半合成青霉素如氨苄西林、新青霉
素I、羧苄西林及其复合制剂；b.先锋霉素如先锋霉素Ⅱ、Ⅴ、Ⅰ、
Ⅳ；c.利福平等。如以往有过敏现象，则禁止使用这些药物（上述某
些药物并不是一定不能用，而是不能像肾功能正常的患者那样用，需
要减量使用，这些药物的使用都需要在医生指导下服用）。

　　③禁用具有肾损伤作用的解热镇痛剂，如各种止痛片、对乙酰氨
基酚、布洛芬。

　　④慎重应用静脉输注的各类氨基酸及血浆代用品（人造血浆）。

　　⑤其他制剂如西咪替丁、雷尼替丁、甘露醇等应慎用。

　　⑥避免接触以下重金属如汞、锂、镉、铅及金制剂。

　　⑦禁用含有关木通、木防己、青木香、朱砂莲、天仙藤等草药的
中药汤剂。所有肾病患者均应注意中药汤剂对肾小管的毒性作用。

⑧对于肾病患者来说，中药的使用尤其需要谨慎！在我国，很多肾功能快速进展的患者都有使用中药偏方的情况！有病最好在医生的指导下用药，不要自作主张，盲目服药。

12. 慢性肾脏病患者使用中药有哪些注意事项？

答：慢性肾脏病患者在使用中药时，为避免中药损害，应注意以下几点：

①使用质量好的中药。分清药物品种，避免服用外形相似的有毒中药。

②控制好中药的剂量和疗程。

③把握中药的煎服方法。

④严密监测肝肾功能，肾功能不全者禁用肾毒性很强的中药。

⑤在正规中医医师指导下用药。

⑥慎用民间偏方。正确应用中药是有益的，而滥用中药、误信偏方是不可取的。所谓中药致肾脏病并非中药之过，而是人之过。

13. 高血脂有哪些危害？

答：高血脂是脑卒中、冠心病、心肌梗死、心脏猝死独立而重要的危险因素。它往往在出现明显症状之前就已经长时间潜藏在体内，悄无声息地损害人们的健康，使人在不知不觉中突然发病，故人们形象地称之为"无声的杀手"。它的危害主要有以下这些：

①动脉粥样硬化。脂肪沉积在动脉管壁上直接加速全身动脉粥样硬化。

②微循环障碍。高血脂会加大血液的黏稠度，微循环中的血流变慢，毛细血管狭窄，容易发生微血栓。

③高血压。高血脂导致动脉粥样硬化以后，心肌功能紊乱，血管紧张素转换酶会大量激活，促使血管动脉痉挛，诱致肾上腺分泌升压

素，导致血压升高。

④导致肥胖。血脂超过正常标准，使机体内部的分泌调节系统出现紊乱，过多的脂肪在血液中堆积，在皮下和血管壁周围沉积下来，造成身体脂肪供大于求，从而产生肥胖。

⑤导致缺钙和骨质疏松。高血脂会导致人体酸碱度呈弱酸性，机体酸化，大量脂质蛋白游离在血浆中，极易氧化酸败，使人体酸化，易受病毒、细菌侵扰，并影响骨质钙的分解、游离，导致缺钙和骨质疏松。

⑥损害肝功能。高血脂会导致肝功能损伤，长期高血脂会导致脂肪肝，而肝动脉粥样硬化、肝小叶损伤后，结构发生变化，而后导致肝硬化，损害肝功能。

⑦加速衰老。人体血液中如有大量脂质物质游离和沉积，会增加机体耗氧量，并通过氧化作用，形成脂质氧化自由基，游离在血浆中，侵害机体细胞，使细胞快速衰老，导致人体衰老。

14. 血脂异常与肾脏疾病有什么关系？

答：肾脏疾病患者因为存在低蛋白血症，使肝脏合成脂蛋白增加，同时脂蛋白分解和外周利用减少，而出现血脂异常。同时高血脂也会加重肾脏的损害：

①高血脂使血液处于高凝状态，易形成血栓，引起肾动脉栓塞。

②高血脂导致肾动脉粥样硬化，使肾动脉狭窄，影响肾脏的血液供应。

③高血脂是导致大量蛋白尿的原因之一。

④增多的血脂会沉积于肾脏，加速肾脏的损伤，导致肾功能衰竭。

15. 血脂监测的定义及标准是什么？

答：血脂主要是指血浆中的中性脂肪（甘油三酯、胆固醇）和类脂（磷脂、糖脂固醇、类固醇）的总称。临床上监测血脂的项目较多，其中临床意义较大的基本监测项目为总胆固醇（TC）、甘油三酯（TG）、高密度脂蛋白胆固醇（HDL-C）、低密度脂蛋白胆固醇（LDL-C），它们广泛存在于人体中，是生命细胞基础代谢的必需物质。血脂检查主要是对空腹12小时后静脉血血液（血浆）中所含脂类进行的一种定量测定方法。

目前我国沿用《中国成人血脂异常防治指南（2007年）》血脂水平分层标准见表5-3。

表5-3　中国血脂水平分层标准（mmol/L）

项目	TC	LDL-C	HDL-C	TG
理想范围	<5.18	<3.37	>1.04	<1.76
边缘升高	5.18~6.18	3.37~4.13		1.76~2.26
升高	≥6.19	≥4.14	≥1.55	≥2.27
降低			<1.04	

注：总胆固醇（TC）；低密度脂蛋白胆固醇（LDL-C）；高密度脂蛋白胆固醇（HDL-C）；甘油三酯（TG）。

16. 降脂药在什么时候吃效果最好？

答：他汀类药物是降脂常用药，可降低总胆固醇和低密度脂蛋白胆固醇，适用于高胆固醇血症、高甘油三酯血症及动脉粥样硬化的治疗。常见他汀类药物包括阿伐他汀、阿托伐他汀、辛伐他汀、普伐他汀和弗伐他汀等。

服用上述药物时，多数患者可以耐受，而且副作用较轻。他汀类药物正确的用法是睡前服用，饭前30分钟至1小时或在饭后3~4小时服用效果最好。吃饭时或饭后服用他汀类药物，虽能防止或减轻恶心等症状，但会导致腹痛、腹泻等不良反应。因为他汀类药物会和食物中某些成分相互作用，引起变态反应，进而导致胃肠功能紊乱、肠道蠕动加剧，引起腹痛、腹泻等。另外，饮食中如果脂肪含量较高，还可能出现药物吸收障碍，影响有效血药浓度，降低疗效。

17. 什么是肾性贫血？

答：肾性贫血是指肾脏各类疾病造成促红细胞生成素的产生相对或绝对不足，以及尿毒症患者血浆中的一些毒性物质干扰红细胞的生成代谢而导致的贫血。

18. 慢性肾脏病患者为什么容易发生贫血？

答：当肾功能开始受损时，由肾脏分泌产生的促红细胞生成素的总量不足以满足身体的需要，从而引发肾性贫血。除此以外，还有如下几个因素：尿毒症代谢毒素对骨髓的抑制；肾衰时红细胞存活时间缩短；铁摄入减少及铁丢失增多，红细胞合成不足；慢性失血，血液透析时透析器及管路凝血与残血，胃肠道出血等；继发性甲状旁腺功能亢进，甲状旁腺激素（PTH）抑制骨髓红系造血等原因也可造成慢性肾脏病患者发生贫血。

19. 肾性贫血患者应做哪些检查？

答：肾性贫血患者常见临床检查如下：a.血红蛋白（Hb）、血细胞比容（Hct）及红细胞（RBC）参数；b.转铁蛋白饱和度（TSAT）、铁蛋白、总铁结合率、血清铁、转铁蛋白饱和度；c.网织红细胞计数；d.甲状旁腺激素（PTH）；e. C反应蛋白（CRP）；f.大便隐血。

20. 肾性贫血有哪些治疗方法？

答：贫血可以导致慢性肾脏病患者出现疲倦、乏力、怕冷、头晕、认知功能下降等症状。长期贫血又会导致慢性肾脏病患者心血管病变。因此，纠正贫血一直是慢性肾脏病患者的主要治疗内容之一。对于肾性贫血，临床治疗主要方法有药物治疗，其次为透析、输血、饮食等手段。

①药物治疗。根据病情给予口服或静脉补充铁剂及维生素 B_{12}、叶酸等，遵医嘱使用促红细胞生成素治疗。

②透析。通过透析排除血中代谢废物及尿毒症毒素，延长细胞寿命。但是，透析对改善贫血作用不大。

③输血。尿毒症患者对贫血的耐受性很强。过多输血又有风险，故不鼓励用输血的方式来纠正贫血。只有在某些特殊的情况下，经医生同意后方可输血。

④饮食。患者在生活中注意食用一些改善贫血的富含维生素C的食物，如蛋类、乳类、鱼类、瘦肉类、虾及豆类等，新鲜的水果和绿色蔬菜以及富含铁的食物，如动物肝脏、瘦肉、蛋黄、蘑菇等。

21. 促红细胞生成素（EPO）常见种类有哪些？

答：目前临床上使用的促红细胞生成素有重组人制剂和长效的制剂Darbepoietin。两者的作用和使用方法没有太大的差别。

22. 使用促红细胞生成素有哪些注意事项？

答：促红细胞生成素应该存放在2~8℃的环境中，以免环境过冷或过热导致药液变质失效。促红细胞生成素可以采用静脉注射法和皮下注射法，但后者优于前者，皮下注射法可以使药物在身体内维持的时间更长。针对非血液透析患者，建议选择皮下注射法。皮下注射时，上肢、大腿和腹壁轮换部位，尽量避免在同一部位反复注射。对于血液透析患者，皮下注射和静脉给药皆可。很多血液透析患者为避免疼痛，更愿意在透析结束后经静脉管路的采样点注入。药物治疗期间，由医生根据患者病情选择个体化的给药剂量及次数。

23. 肾性贫血患者需要经常输血吗？

答： 不一定。针对肾性贫血患者，欧洲最佳实践指南的贫血治疗目标是血红蛋白达到110 g/L；2007年糖尿病及慢性肾脏病临床实践（K/DOQI）指南提出肾性贫血的治疗目标值为血红蛋白110~120 g/L。虽然输血可以提高机体的携氧能力，改善贫血患者的缺氧状况，但在病情允许的情况下，应尽量避免输血，以减少输血带来的风险。对已出现贫血相关症状和体征的严重贫血者，如因急性失血而导致的血流动力学不稳定、存在慢性失血的促红细胞生成素抵抗的患者，经医生的评估后，可给予输血治疗。

24. 什么是肾性骨病？

答： 肾性骨病全称是慢性肾脏病–矿物质和骨异常（CKD–MBD），是由于慢性肾脏病导致的矿物质及骨代谢异常综合征。患者出现钙、磷代谢紊乱和骨转化、矿化、生长发育异常以及血管和软组织钙化等。按骨组织转化状态的异常可分为高转运性肾性骨病（骨重塑增加和骨量异常）、低转运性肾性骨病（骨矿化和骨形成减少，包括骨软化症和无动力性骨病）和混合性骨营养不良（甲状旁腺功能亢进性骨病和骨矿化障碍并存）三种不同类型。临床上主要表现为骨痛、骨骼畸形、骨折、肌无力等。肾性骨病进行缓慢，出现症状时已经是透析前期了。

25. 慢性肾脏病为什么容易导致肾性骨病？

答： 肾性骨病是由于慢性肾脏病患者的钙磷代谢紊乱、维生素D代谢异常、继发甲状旁腺功能亢进等因素而引起，几乎累及所有终末期肾衰竭患者。

26. 肾性骨病有哪些危害?

答：因骨代谢异常，患者会出现骨痛、骨变形、骨发育不良、骨折等，严重影响患者日常生活自理能力。肾性骨病造成血管及其他软组织钙化，进而影响其功能，出现心血管疾病或其他并发症。同时增加患者的住院率、死亡率，加重患者及家属的经济负担。

27. 肾性骨病患者应做哪些检查?

答：评价肾性骨病需要监测血清磷、血清钙、甲状旁腺激素（PTH）浓度和碱性磷酸酶水平，必要时行超声心动图、CT或X线评估瓣膜及血管钙化。骨活检是肾性骨病诊断的金标准，通常取材部位为髂前上棘，用四环素双标记法。

28. 肾性骨病如何预防?

答：患者可以通过口服钙片、维生素D或二者的复合制剂来控制血磷及血钙，从而预防肾性骨病。在控制血磷及血钙的基础上可以应用活性维生素D（骨化三醇），抑制甲状旁腺激素分泌。经药物治疗仍不能控制时，应考虑手术切除甲状旁腺。另外，监测血钙、血磷及甲状旁腺激素水平可以帮助判断肾性骨病的进展程度。目前，对于肾性骨病的治疗尚不能令人满意，有待于进一步探索和提高。

29. 合并水肿的肾脏病患者一定要使用利尿剂吗?

答：答案当然是否定的。利尿剂的应用并非百利而无一害。不正确、过度地利尿会损伤肾小管的上皮细胞，导致利尿剂抵抗，同时也会减弱肾脏对糖皮质激素的敏感性，诱发深静脉血栓，带来其他的潜在并发症。

30. 合并水肿的肾脏病患者何时应用利尿剂？

答： 合并水肿的肾脏病患者出现以下情况时可以考虑利尿：

①水肿合并容量负荷过重者，限水同时利尿，以减轻心肺负荷。

②高度水肿、为肾活检做准备者，可适度扩容利尿。

③水肿合并一过性肾功能不全者，须先扩容再利尿，切不可过度利尿，加重肾损害。

④肾小球微小病变、膜性肾病等短期内体重增加不明显者，不必常规利尿。

因此，正确应用利尿剂有助于病情的诊断、治疗，不合理地应用利尿剂反而会给患者带来损害。如肾前性少尿患者，若利尿剂剂量使用不当，会进一步使肾缺血加重，从而加重肾损害。

31. 常用利尿剂及其作用特点有哪些？

答： 常用利尿剂及其作用特点见表5-4。

表 5-4　常用利尿剂及其作用特点

类别	代表性药物	作用特点	
渗透性利尿	甘露醇	这是一类能够自由地经肾小球滤过而很少由肾小管重吸收的物质，其作用取决于该物质在溶液中的分子造成的渗透压。其代表药物为甘露醇。用于血液透析患者可以减轻失衡综合征。应用不当可导致急性肾衰竭	
碳酸酐酶抑制剂（近曲小管利尿剂）	乙酰唑胺	使近曲小管中的H^+生成减少，抑制Na^+、Cl^-、HCO_3^-吸收，实现利尿作用。由于其有限的利尿效果及副作用，目前已较少作为利尿剂应用。其代表药物乙酰唑胺用于治疗代谢性碱中毒	

类别	代表性药物	作用特点	
袢利尿剂	呋塞米	这是一类作用最强大的的利尿剂。主要作用于髓袢升支，对钠、氯和钾的重吸收具有强力的抑制作用。临床上常用的有呋塞米（速尿）、布美他尼等	
髓袢利尿剂	托拉塞米	托拉塞米是新一代高效髓袢利尿剂，20多年临床应用证实，托拉塞米适应证广，利尿作用迅速强大且持久，不良反应发生率低。作用于髓袢升支粗段，抑制髓质部及皮质部对氯的重吸收引起利尿，通过阻止髓袢升支粗段对氯、钠的主动重吸收而发挥利尿及排钠作用，其排尿量、排钠及氯量与药物剂量线性相关 与呋塞米相比，托拉塞米利尿作用起效快、作用持续时间长、排钾作用弱，10~20mg托拉塞米的利尿作用相当于40 mg呋塞米、1 mg布美他尼。作用强度至少是呋塞米的2倍	
噻嗪类利尿剂（远曲小管利尿剂）	氢氯噻嗪、氯噻嗪	这类药物主要作用部位为远曲小管的起始部，阻断噻嗪敏感Na^+/ Cl^-共同转运蛋白，抑制Na^+、Cl^-的共同重吸收，调控尿稀释功能	
皮质集合管保钾利尿剂	螺内酯	此类药物主要作用于皮质集合管，连接管起始部及远端小管后段的主细胞，干扰细胞的Na^+离子通道，减少钠的重吸收，减少钾的排出。利尿作用弱，很少单独使用。常见药物为螺内酯、氨苯蝶啶及阿米洛利	

32. 利尿剂的使用原则有哪些?

答：临床上患者使用利尿剂有以下几条原则需要注意：

①以限制Na^+的摄入为基础，饮食中忌用一切腌制的食品，比如咸菜、腐乳、咸蛋、咸肉等。

②水肿不是首选使用利尿剂的指征，应先查明并治疗其原因。利尿适用于心脏、呼吸功能受累，明显腹水或明显水肿又不能接受严格限盐者。

③小量间断应用利尿剂，坚持缓慢利尿的原则。只有在急性肺水肿、急性肾衰竭者才有强化利尿的必要。

④利尿过程中需密切监测不良反应，特别是血容量异常和电解质紊乱（低钠血症、低钾血症）。

（陈志文　温怡　王艳　薛莲）

第六章

肾脏替代治疗篇

1. 慢性肾衰竭患者什么时候开始行肾脏替代治疗？

答：何时开始肾脏替代治疗，需根据患者的原发病、临床表现、实验室检查结果以及患者的家庭经济条件综合决定。目前多数肾脏病学者主张透析开始的指征是：肾小球滤过率小于10 ml/min，糖尿病肾小球滤过率小于15 ml/min；有严重的高钾血症；有严重的代谢性酸中毒；水钠潴留；严重的贫血、骨病、嗜睡、昏迷、抽搐等。另外，当患者的肾小球滤过率小于20 ml/min，出现营养状态恶化时，如果没有引起营养不良的其他原因，且纠正营养恶化的措施不能奏效时，也应当进行肾脏替代治疗。

对于终末期肾脏病而言，目前没有"灵丹妙药"可以修复肾脏，适时进行肾脏替代治疗，帮助清除患者体内每时每刻都在产生的毒素，是避免或减轻其他重要脏器损害的最有效措施，也是保证患者有更好生存质量的前提。

2. 什么是肾脏替代治疗？

答：顾名思义就是替代肾脏工作的治疗方式。在慢性肾脏病的终末期，患者自身肾功能几乎完全丧失，无法适应身体正常代谢所需，不能排出过多的代谢产物（毒素）和水分，也不能产生机体代谢所需的内分泌因子，此时，要维持生命就不得不依靠肾脏替代治疗。目前肾脏替代治疗主要有血液透析、腹膜透析和肾移植三种方式。

3. 肾脏替代治疗的优缺点有哪些？

答：肾脏替代治疗方式当前主要有血液透析、腹膜透析和肾移植。不同肾脏替代治疗的优缺点详见表6-1。

表 6-1　不同肾脏替代治疗的优缺点

肾脏替代治疗方式	优点	缺点
血液透析	①在短时间内可以清除较多毒素 ②有专业医护人员帮助完成，患者可以随时得到紧急救护 ③可以经常和其他血透病人进行交流 ④开展的时间长、覆盖广，多数县级以上医疗单位均有开展	①患者需要每周往返医院2~3次，必须按照透析中心的要求和安排决定透析时间 ②需要依赖机器，不方便出行 ③血管穿刺带来疼痛 ④对患者的心血管系统的平衡波动较大，容易出现低血压、心律失常等情况
腹膜透析	①操作简单，不需要特殊的设备，患者可以在家中自己进行操作 ②不需要全身应用抗凝血药，不增加出血危险，适用于有出血倾向的透析患者 ③无体外循环，无血流动力学改变，尤其适用于心血管疾病伴循环不稳定的患者，安全性较大 ④保护残余肾功能比较好 ⑤不需要做血管穿刺，避免穿刺疼痛	①由于腹膜透析专用导管在换液时须和透析袋连接，故有腹腔感染的可能 ②透析液是利用葡萄糖来排除多余水分，所以可能在透析时吸收了部分的葡萄糖，使病人的体重增加、血甘油三酯及其他脂质升高 ③腹膜透析的过程中会流失较多蛋白质
肾移植	①患者不需要每周多次往返医院，可以和正常人一样工作学习 ②成功的肾移植可以显著改善贫血、神经炎、肾性骨病，改善患者的生殖功能 ③可以避免长期透析带来的甲状旁腺功能亢进、蛋白丢失等并发症	①肾源匮乏 ②成功的肾移植受供体和受体的年龄、性别以及种族、组织相容性、受体的原发病、供体因素影响，每个因素都会影响肾移植的存活率 ③费用较高，需终身服用抗排斥药物

4. 如何选择肾脏替代治疗方式？

答：肾移植与血液透析和腹膜透析相比，尽管可获得更好的质量，但由于肾源的匮乏，大多数患者不得不先行血液透析或腹膜透析，二者均是有效的治疗方式。血液透析和腹膜透析的疗效相近，血液透析治疗时间较短、患者主动参与较少，而腹膜透析可让患者更为自由地安排日常的活动，但需要自己或家人掌握相关操作。总之，肾脏替代治疗方式的选择要考虑到患者的生活方式、倾向性以及患者的能力，从而提高接受肾脏替代治疗患者的生活质量。

5. 什么是血液透析？

答：血液透析简称血透，又称人工肾，是慢性肾脏病终末期患者赖以生存的重要肾脏替代治疗手段之一。

血透是通过血透机血泵的转动把血液引出体外，在透析器内血液与透析液进行物质交换，排出体内废物、过多的水分，纠正电解质、酸碱平衡紊乱，然后再把血液回输至体内的过程。根据需要清除的毒素要求不同，血液透析有不同的治疗模式，包括血液透析、血液透析滤过、血液灌流等。目前国内大多数血液透析的治疗必须在医院进行，由医生、护士操作，应用机器透析，大多患者须每周治疗2~3次，每次4小时（图6-1）。

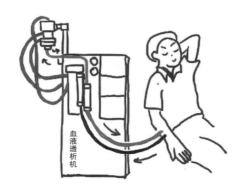

图 6-1　血液透析

6. 哪些人群不适合进行血液透析?

答:由于血液透析对心血管系统影响较大,因此对难以纠正的休克和严重心血管疾病患者应禁用或慎重选择血液透析。在血液透析中需要使用抗凝药物,所以对于有重要部位出血或其他部位严重出血时,如颅内出血、严重的消化道出血的患者也应禁用或慎重选择血液透析。此外,由于各种疾病导致全身衰竭的患者、高龄患者、婴幼儿一般也慎用血透。

7. 血液透析的透析血管通路有哪些?

答:血液透析必须通过血管通路将血液从人体引至透析器,透析后再返回人体。血管通路是血液透析患者的生命线。根据通路的使用时间长短可分为临时性血管通路和长期性血管通路。

(1)临时性血管通路

①直接动脉、静脉穿刺即直接穿刺动静脉,由于难度大,在透析中和透析后并发症多,易造成出血或血肿,且止血困难,现临床上基本淘汰,而多采用中心静脉置管。

②中心静脉置管是一种安全、可靠的血管通路,其原理是将一根双腔导管(图6-2)置入患者的中心静脉。双腔导管中的其中一腔作为动脉端,用于引出血液,而另一腔作为静脉端,用于将净化后的血液回输入患者体内。这种通路具有血流量充足、操作简便易行、可反复使用且对血管损伤较小等优点,而被临床广泛地采用。根据置管的部位的不同,中心静脉置管又可分为颈静脉置管(图6-3)、锁骨下静脉置管和股静脉置管。因为颈内静脉中段位置表浅,在此位置操作可避开临近重要器官且技术要求较低而被临床广泛地采用;股静脉置管操作也比较简单,但由于位置原因而保留时间较颈静脉时间短,且部分限制患者的活动,有感染率高等缺点,现临床上主要适用于心力衰竭不能平卧的患者以及紧急情况下置管;而锁骨下静脉置管对穿刺

者的技术要求高，穿刺难度大，且容易伤及附近重要脏器，甚至可能威胁患者的生命故现在临床上基本已经淘汰。

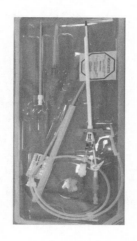

图 6-2　双腔导管

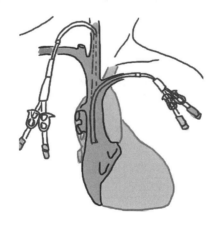

图 6-3　颈内静脉置管示意图

（2）长期性血管通路

①长期留置导管通路（带涤纶套深静脉置管）（图6-4）是采用硅胶管体和涤纶套组成的高等级医用材料制成的，有极好的生物相容

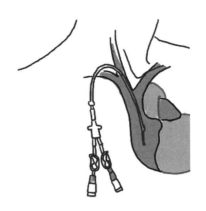

图 6-4　带涤纶套深静脉置管示意图

性。带涤纶套的双腔留置导管置入中心静脉，其优点为：手术相对简单，对血流动力学影响小，适用于心脏功能较差的患者。缺点为：容易出现血栓、感染等并发症，使用寿命较动静脉内瘘低，可并发中心静脉狭窄等。

②自体动静脉内瘘（图6-5）即利用自身的动脉、静脉吻合而成的

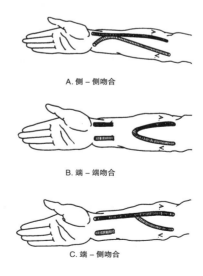

A. 侧–侧吻合

B. 端–端吻合

C. 端–侧吻合

图 6-5　自体动静脉内瘘示意图

内瘘。适用于自身血管条件好的且需要长期进行维持性血液透析治疗的患者，是血液透析患者最理想的血管通路。

③移植血管内瘘（图6-6）指的是在动脉、静脉之间插入一段移植血管或人工血管制成的内瘘。临床上一些患者因糖尿病、周围血管病变及其他原因无法利用自身血管造瘘时，可以选择移植血管建立通路。移植血管常取材于自身血管移植和人造血管移植。目前临床上应用最多的是人造血管移植，使用最广泛的材料是膨体聚四氟乙烯人造血管（E-PTFE）。它具有生物相容性好、根据患者情况选择血管的长度及口径等优点，但它的手术难度高、费用昂贵。

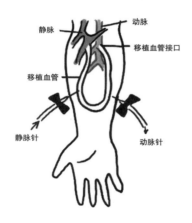

图 6-6　移植血管内瘘示意图

8. 自体动静脉内瘘有哪些优缺点？

答：自体动静脉内瘘具有寿命长、安全、感染率低、对患者自理能力影响小等优点。它的缺点有：成熟缓慢或不能成熟、不能立即使用、初期通畅率低、反复穿刺带来疼痛等。

9. 血液透析患者的饮食应注意什么？

答：血液透析患者提倡充足能量、充足优质蛋白质、高微量营养素饮食，以补充透析损耗的营养。严格监测体重变化和营养状况变化，必要时可选择口服营养补充剂。透析患者还应该控制水分的摄入，每日饮水量为前日尿量加500 ml，透析期间体重增长应控制在干体重的3%~5%。

10. 什么是腹膜透析？

答：腹膜透析（PD）简称腹透。利用人体腹腔表面的腹膜作为透析膜，反复向腹腔灌入透析液，通过弥散和渗透的原理（图6-7），将机体中代谢废物和潴留过多的水分随废旧透析液排出体外，同时由新鲜透析液补充必要的物质，达到清除体内毒素、脱水、纠正酸中毒和电解质紊乱的治疗目的。

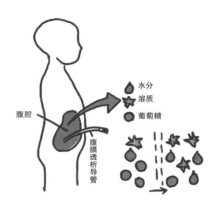

图 6-7　腹膜透析物质交换示意图

11. 腹膜透析有哪几种透析模式？

答：常用的透析模式有两种：持续非卧床腹膜透析（CAPD）、自动化腹膜透析（APD）。

①CAPD——持续非卧床腹膜透析（图6-8）。常规CAPD每天交换透析液3~5次，每次使用透析液1.5~2 L，每袋透析液白天在腹腔内留置4~6小时，晚上留置10~12小时。

C——持续性的：透析液总在患者的腹腔内净化血液，除了在更换腹透液的短时间外，其他时间一直都在进行。

A——不卧床的：这意味着在交换期间，患者可以正常活动。

P——腹膜：这种类型的透析利用患者自身的腹膜来净化血液。

D——透析：透析是清除血液中的废物及水分的过程。

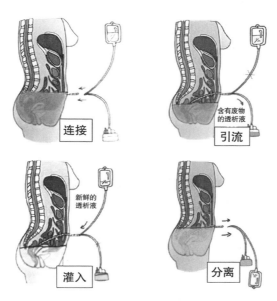

图 6-8 持续非卧床腹膜透析治疗示意图

②APD——自动化腹膜透析（图6-9）。其方法是患者在夜间入睡前与腹膜透析机连接，先将腹腔内透析液引流干净，然后进行透析液交换，每次使用2～3 L透析液，在腹腔内留置2.5～3小时，最末袋透析液灌入腹腔后关闭透析机，并与机器脱离。白天透析液一般在腹腔内留置14～16小时，并可根据患者容量情况，调整透析液留置时间和交

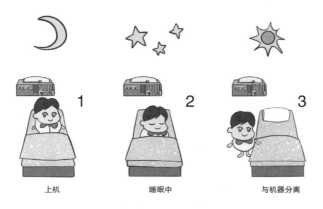

图 6-9 自动化腹膜透析治疗示意图

换次数，日间可自由活动，夜间再与腹膜透析机连接。

12. 持续非卧床腹膜透析液的交换有哪几个步骤?

答:腹膜透析包括每天数次的透析液交换。一次交换过程包括以下几个步骤（图6-10）：

①填充。把新的透析液灌入腹腔。通常进液需10分钟。进液完成后，患者可以继续日常活动。

②停留。让透析液留在腹腔内持续性净化血液。在进行下一次交换前透析液将存留在腹腔内4~6小时。起初患者会觉得腹腔内液体的存在感到不适，但慢慢地患者会适应。

③排出。将已在腹腔内净化血液4~6小时的透析液通过透析管排出体外，通常需要10~20分钟。

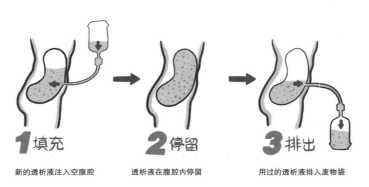

图 6-10　腹膜透析液交换步骤示意图

13. 哪些人群不适合进行腹膜透析?

答：有些人群是不适合进行腹膜透析治疗的，如：腹腔感染或腹腔内肿瘤广泛腹膜转移导致患者腹膜广泛纤维化、粘连，使腹膜的过滤功能减弱或丧失；严重的皮肤病、腹壁广泛感染或腹部大面积烧伤患者无合适部位置入腹膜透析导管；难以纠正的机械性问题，如外科难以修补的疝、脐突出、腹裂、膀胱外翻等会影响腹膜透析有效性或增加感染的风险；严重腹膜缺损；精神障碍又无合适助手的患者。

14. 哪些人适合采用自动化腹膜透析治疗？

答：有求学、工作、生活品质需求的人群。自动化腹膜透析减少白天换液次数，加大生活半径，让患者更好地投入工作生活当中（图6-11）。

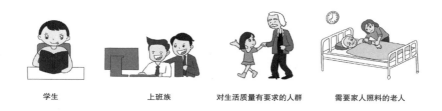

学生　　　　　　上班族　　　　对生活质量有要求的人群　　需要家人照料的老人

图 6-11　适合采用自动化腹膜透析治疗的人群

15. 腹膜透析患者的饮食应注意什么？

答：腹膜透析患者饮食上提倡充足能量、充足优质蛋白质、低脂、低盐、高微量营养素饮食，并注意以下几点：

①由于在腹膜透析过程蛋白质的丢失会增加，每日有5~15 g蛋白质从腹膜透析液中丢失；合并腹膜炎时，经腹膜透析液丢失蛋白质的量可增加50%~100%；部分有尿的患者由于存在基础肾脏疾病，每天有大量蛋白从尿中排出。因此，为了获得足够量的蛋白质，患者每天必须吃适量含高蛋白质的食物，如肉、家禽、鱼、豆腐等，在感染或腹膜炎时，应比平常吃更多。还需严格监测体重变化和营养状况变化，必要时可选择口服营养补充剂。

②腹膜透析无法完全清除血液中的磷和钠，所以饮食要选择低磷、低钠饮食，日常可将每日的食物先用水余后再加工食用。

③腹膜透析可能会清除过多的钾离子，可在饮食中选择含钾高的食物，如橘类水果、柚子、土豆、芋头等。

④腹透液中含有大量葡萄糖，腹透患者饮食注意少糖、高膳食纤维，可适当摄入高纤维食物如绿叶蔬菜、竹笋等。

⑤注意补充水溶性维生素，必要时可选择口服补充剂。

16. 哪些人群适合进行肾移植？

答：几乎所有的终末期肾病患者都被认为是肾移植的潜在适宜人群。目前，对患者年龄已没有明确的限制，儿童、青少年都可以接受肾移植。但考虑手术的风险和价值，年龄>65岁、肥胖和营养不良、血糖控制欠佳的糖尿病、严重冠心病、有精神病的患者行肾移植需要慎重考虑；伴发以下疾病的患者不适合做肾移植：严重感染、全身播散性恶性肿瘤、消化道溃疡、凝血机制严重异常、活动性肝炎。

17. 肾移植要做好哪几方面的准备？

答：（1）术前注意事项

肾移植患者在术前应尽量保持机体处于一种相对稳定状态，注意以下几方面：

①控制感染。终末期尿毒症患者易并发感染，常见呼吸道、胃肠道、皮肤及泌尿生殖系统感染，但有些潜在感染病灶不易被发现，所以术前应仔细体检，如指、趾间隙，隐蔽腔道等处。并且术前应借助各种检查，如咽拭子、痰、中段尿、腹膜透析液细菌及真菌培养，低热患者定期胸片检察，行结核菌素试验以排除结核。

②纠正贫血。肾移植术前患者的血红蛋白最好维持70 g/L以上。目前多数学者主张使用促红细胞生成素来改善晚期尿毒症患者的贫血。

③肾移植前需要进行充分的透析。

（2）肾移植相关流程

①首先判断供受者的合法性，供受者需提供户籍证明、身份证、户口本、派出所出具的关系证明等。根据卫计委统一制定的《活体器官移植管理应用文书》，捐献人体器官的公民应当年满18周岁且具有完全民事行为能力。

活体器官捐献人与接受人仅限于以下关系：a.配偶，仅限于结婚3年以上或者婚后已育有子女的；b.直系血亲或者三代以内旁系血亲；c.因帮扶等形成亲情关系，仅限于养父母和养子女之间的关系、继父母与继子女之间的关系。

②了解供受者的血型，符合输血原则。

③配型和身体检查。配型必须空腹，带上身份证，身体检查主要是看供者是否合格，比如有没有传染病，两侧肾脏的功能分别如何等等。

④材料审批。所有检查完成并合格，医院审批，上交省卫生厅审批并出示公文，医院将电话通知患者入院时间。

18. 肾移植手术过程是怎样的？

答： 肾移植手术并不是将原来的肾脏取走再在原处植入新的肾脏，而是将新的肾脏植入患者下腹部的髂窝内（图6-12），将髂窝内的血管与新肾脏的血管进行吻合后开放血流，等到新肾脏供血良好后，再将新肾的输尿管与膀胱吻合，缝合伤口，手术即可完成。考虑到原肾脏可能存在一定功能，同时降低手术风险，原来的肾脏一般不会切除，因此，肾移植术后患者体内就有三个肾脏（图6-13）。但如果原肾脏的存在危害患者健康，导致不良后果，则需要考虑将其切除。

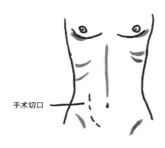

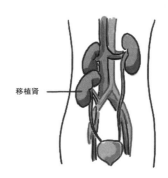

图 6-12　移植肾的位置　　　　图 6-13　肾移植术后体内肾脏情况

　　肾移植手术是在全身麻醉下完成，手术过程中患者处于昏迷状态，感觉不到疼痛，手术一般需要3~4小时。尽管手术中可能存在麻醉意外、出血等风险，但这些意外的发生概率很低。因此，肾移植手术本身风险不算太大，还是相对安全的。

19. 肾移植后常用免疫抑制剂有哪些？

　　答：肾移植技术虽已取得进步，患者预后也得到一定程度的改观，但现今患者仍需长期服用免疫抑制剂。理想的免疫抑制剂应当具有高效、低毒、安全、方便和经济的特点。用药的原则有联合用药、优势互补、避免排斥反应；个体化用药策略；避免药物毒、副作用；遵循循证医学原理，减少治疗中的误区。

　　目前国内外最常用的方案以环孢素钙调神经素抑制剂为基础的三联免疫抑制剂，即环孢素或他克莫司+骁悉+糖皮质激素。

　　①他克莫司。他克莫司导致移植术后患糖尿病的概率高，神经毒性强，但对人体皮肤的美观影响较小，比较适合青少年和女性患者。

　　②吗替麦考酚酯。

　　③糖皮质激素。如琥珀酰氢化可的松、甲泼尼龙。

临床上，医生会安排患者定期复查各项指标及血药浓度，并根据血药浓度调整药物剂量。

20. 肾移植术后患者服用免疫抑制剂需要注意哪些问题?

答：①禁止自行调药。免疫抑制剂是把双刃剑，服用过量会造成肝、肾功能损害，诱发各类感染；服用过少，容易发生排斥反应。因此，医生会根据药物的性质、个体差异及用药经验为患者制定个体化的用药方案，患者在任何情况下均不能自行增减药物剂量和停药。

②定时服用。根据免疫抑制剂在体内代谢的情况，糖皮质激素一般每日服用一次，宜在晨8：00左右服用；他克莫司、环孢素等一般每日早、晚各服用一次，中间间隔12小时。

③定期复查。由于个体差异，药物在不同患者身体中的代谢和作用各有不同，因此，定期监测血液中免疫抑制剂的浓度非常重要，医生才能根据血药浓度调整药物剂量，从而达到有效治疗，预防药物毒、副作用。

④漏服药物、多服药物的处理。肾移植术后需要长期服用免疫抑制剂，在服药过程中，如发生漏服一次，可能导致排斥反应发生，因此，发现漏服药物时，需要及时与医生沟通，根据医生指示补服药物。多服药物后，若距离下次服药时间小于6小时，可以暂停一次服药；若距离下次服药时间大于6小时，下次服药按原来的时间和剂量进行，不需要进行催吐或其他特殊处理。

⑤腹泻、呕吐时的用药。因腹泻、呕吐时会影响免疫抑制剂的吸收，增加排斥反应发生的风险。因此一旦发生腹泻、呕吐，需及时就医，根据医生指示补服药物。

21. 肾移植后患者如何随访？

答：肾脏移植是终末期肾病患者最佳的治疗方法，科学、正确的术后随访非常重要。患者出院后根据医生的安排进行复诊，一般每周一次到医院随访，持续2次，病情稳定改为2周一次，持续12次；再改为每4周一次，持续6次；恢复过程顺利即改为每两个月随访一次，5年以上每个季度随访一次，最低应每年进行1到2次随访，不适随诊。随访方式采用门诊挂号、电话咨询、网络咨询等方式，建立联系信息，确保病情变化时，能取得及时的治疗指导。

22. 肾移植后患者随访哪些指标？

答：随访检查项目包括血常规、尿常规、肝肾功能、血糖、血脂、胆固醇、各种药物的浓度监测和相应影像学检查、环孢素或他克莫司以及霉酚酸的血药浓度，对移植肾功能不稳定的患者定期行移植肾B超。移植术后1~4年患者随访的重点主要是观察移植肾功能和药物副作用，及时处理并发症。移植5年以上患者重点控制高血压、高血脂、高血糖、高尿酸血症及早期发现肿瘤。患者应正确对待检查结果，了解各项指标的意义。

23. 肾移植患者的饮食应注意什么？

答:"民以食为天""病从口入"。肾移植术后，良好的饮食管理可以延缓移植肾功能的减退，减少并发症，使移植肾存活率高，从而提高生活质量。病情在不同的时期，饮食有相应的变化，肾移植后对饮食要注意：

（1）肾移植术后初期

胃肠道功能未恢复前要禁食，恢复后35天内为试餐期，进食易消化、无刺激的食物。可进软流质饮食，如米汤、藕粉、蛋花汤。逐渐过渡到半干饮食，如汤面、粥、蒸鸡蛋、鱼汤。蛋白质每天摄入55~60 g，每日摄入热量1 500~1 700 kcal；之后逐渐过渡到普食。这期间不食牛奶、红薯、豆类，避免引起腹胀气。

（2）肾移植术后恢复早期

进食优质蛋白质，如鸡肉、鸭肉、鱼肉、兔肉等，蛋白质的摄入量为每天每公斤体重1.2~1.6 g，需要摄入的热量为每日每公斤体重35~55 kcal；补充维生素，如新鲜蔬菜、水果，水果不超250 g；低盐饮食，每天摄入盐控制在4~5 g。

（3）回家康复期及长期的饮食管理

①水。每天饮水量依每日尿量而定，一般每天尿量在2 000 ml左右，那么每天饮水量应大于2 000 ml，每天准确记录24小时出入量，如尿量明显减少，请及时与医生联系。

②盐。除术后多尿期外，限制盐的摄入是很有必要的。一般每天盐的摄入在3～4 g。无水肿、无高血压，可以适当增加食盐，每天不超过6～8 g。

③碳水化合物。包括谷类、米饭和面食。由于皮质激素、环孢素等药物的应用，进食过多的碳水化合物会导致高血糖症，增加排斥概率，因此避免高糖摄入。建议碳水化合物摄入量为150～250 g/d。

④蛋白质。对于术后蛋白质供给应根据患者的肾功能耐受情况综合考虑，既满足机体需求又不增加尚未恢复功能的移植肾的负担。手术后3个月由于激素用量的减少，蛋白质的摄入量为每天每公斤体重0.6～1.0 g，若移植后仍需透析治疗，可适当增加蛋白质摄入量。优质蛋白主要是动物蛋白，如鱼、蛋、奶、禽、瘦肉等。

⑤脂肪。肾移植患者饮食应清淡，忌油腻，不食用油炸食品，限制高胆固醇食物如动物内脏、蛋黄、蟹黄、猪蹄、肉皮、鸡皮等的摄入。推荐食用鸡肉、鱼肉等"白肉类"，少食用牛、羊、猪肉等"红肉类"。南瓜、土豆、山芋和山药等有助于降低胆固醇。

⑥钙。肾移植后糖皮质激素及免疫抑制剂治疗仍能加重骨病，降低小肠钙转换，因此，应适当口服一些钙剂，可间歇进食含钙丰富的食品如牛奶、排骨汤等以预防骨质疏松症。熬汤时适当加醋可增加钙的溶解吸收。但高钙摄入会导致肾脏钙结石形成，补钙不可过量，否则会加重肾脏负担。

⑦忌食提高免疫功能的食物，如木耳、香菇、鳖、大枣、人参、黄芪、党参、太子参、保龄参、西洋参、猪苓多糖、灵芝、蜂王浆等，防止降低免疫抑制剂的作用。

此外，肾移植后患者应改变自己的饮食生活习惯，提倡少量多餐，多吃绿叶菜，避免食用胃肠道刺激性食物如咖啡、浓茶、辛辣食物等，并戒烟戒酒。由于使用环孢素的患者可能发生痛风，因此应少食用高嘌呤类食品如海鲜类、动物内脏等。注意饮食卫生，由于免疫功能低下，故选择食物一定要新鲜，质量好，忌用凉、腐败变质的食品。

24. 肾移植术后的患者与健康人完全一样吗？

答：肾移植术后的患者和健康人不是完全一样的。虽然在肾移植术成功后，患者可以参加适当的劳动，但是患者依然需要在医生和护士的指导下服药及自我监护。术后最初3个月或半年是影响移植肾今后长期存活和整个命运的关键时期。一方面因所服用的免疫抑制剂药量较大，使机体抵抗力差，易患感染性疾病；另一方面，此时免疫反应强，易发生排斥反应，影响移植肾长期存活。患者一定要做好自我监护，一旦发现不适，及时就医。

25. 肾移植术后常见并发症有哪些？

答：（1）感染

肾移植术后一年内感染发生率为50.5%~70%，病死率为3%~10%。

主要原因包括：肾移植术前原发疾病的长期消耗，以致患者身体基础条件较差，营养不良，大部分患者伴有严重贫血、低蛋白血症，有的患者还有氮质血症、凝血功能障碍等导致患者抵抗力低下；来自供者的感染源通过移植肾脏进入患者体内，引起感染；肾移植术后服用大量免疫抑制剂，免疫功能受损，增加感染概率。肾移植术后感染可累及全身各器官、系统，但以肺部感染和皮肤感染为主。

①肺部感染。感染发生率为8%~16%，严重肺部感染的死亡率高达50%。细菌、真菌、病毒等各种病原体都可以引起肺部感染，这些病原体有的经呼吸道吸入，有的来自伤口或皮肤。肺部感染初期患者常有咳嗽、打喷嚏等感冒症状，随后出现发热、乏力、心累、气紧等，也有的患者表现不典型，仅有胸闷。肺部感染常病情急、进展快，如果不及时治疗，患者的移植肾功能乃至生命都可能受到严重威胁。因此，患者一旦出现上述肺部感染症状，应及时就医。

②皮肤感染。感染以带状疱疹最为常见，表现为沿神经分布的成簇的针尖大小的粟粒或绿豆样的丘疹、水疱，伴有明显疼痛或烧灼感，常出现在腰背部，也可出现在四肢及颜面部，可伴有发热。部分患者在发病初期仅表现为局部剧烈疼痛。

另外，由于服用激素等药物，患者皮肤油脂分泌比较旺盛，可能发生痤疮。一旦发生痤疮，皮肤被抓伤，皮肤完整性受损，容易增加病原体侵入机会。因此，患者需要及时就医，进行局部用药。

（2）排斥反应

排斥反应是指人体对任何进入身体的异己的器官组织都会有排他性。理论上，除了同卵双胞胎之间进行组织器官移植不会发生排斥反应外，所有肾移植术后患者都有可能发生排斥反应。排斥反应可以发生在移植后的任何时间，根据发生时间的不同将其分为超急性、急性和慢性排斥反应。

排斥反应发生后患者可出现发热、乏力、腹胀、食欲不振、心动过速、全身不适、关节酸痛、血压升高、不明原因的情绪改变等症状，可伴有移植肾区胀痛、尿量减少、水肿、体重增加，抽血检查可发现血肌酐和尿素氮升高。

（3）腹泻

肾移植术后腹泻与免疫抑制剂、肠道感染、饮食等因素有关。腹泻容易导致免疫抑制剂等药物吸收不良、脱水等，需要及时处理。由于病原体感染引起的腹泻，治疗主要以针对性使用抗生素为主；免疫抑制剂等药物引起的腹泻则需要调整药物剂量或更换药物。腹泻时，可进食流质、半流质或软食，待腹泻缓解后可逐渐过渡到正常饮食。但应避免进食生、冷及刺激性强的食物，因为这些食物可刺激胃肠黏膜，引起肠蠕动加快，从而导致或加重腹泻。

（4）高血压

肾移植术后高血压的发生率高达90%，高血压是导致移植肾功能受损的主要原因之一。肾移植术后高血压可能与原来肾脏、饮食不当、服用免疫抑制剂、移植肾血管吻合口狭窄和排斥反应等因素有关。

患者表现为血压升高（收缩压常高于140 mmHg，舒张压高于100 mmHg）、头晕头痛、失眠、心慌、胸闷等。可以通过控制体重、进食低盐低脂饮食、保证休息、促进睡眠、适当锻炼、稳定情绪等手段控制血压，必要时遵医嘱服用降压药物。

（5）体重增加

肾移植术后需长期服用糖皮质激素以预防排斥反应的发生，但该激素容易导致患者体重增加甚至肥胖等不良后果。体重增加或肥胖等变化会引起患者血容量增加，免疫抑制剂在血液中的浓度降低，患者容易发生排斥反应。因此，肾移植术后需要控制体重，在保证身体营养需求的基础上，适当限制热量摄入，进食低脂、低热量、优质蛋白饮食，适当参加体育锻炼将体重维持在稳定范围。

（6）肾移植术后糖尿病

肾移植术后糖尿病是指患者移植前没有糖尿病，在接受肾移植后发生的糖尿病。移植后糖尿病会影响移植肾的功能和存活时间，同时增加心血管疾病的发病率和致死率。有糖尿病家族史、肾移植时年龄在40岁以上、移植前存在血糖血脂异常、缺乏运动、肥胖、免疫抑制剂用量大的患者更容易发生移植后糖尿病。

发生移植后糖尿病，患者主要表现为：小便次数增多、异常口渴、饥饿、易疲劳、手脚麻木、视力变化、体重减轻、伤口愈合缓慢，随机血糖≥11.1 mmol/L，空腹血糖≥7.0 mmol/L。移植后糖尿病主要采用饮食控制、适当锻炼进行治疗，必要时使用降糖药物，同时严密监测血糖变化，根据血糖情况调整降糖药物剂量。

（7）震颤

肾移植术患者低钙，服用的糖皮质激素、他克莫司和环孢素等免疫抑制剂均可引起患者四肢震颤，其中手颤动最常见，有时可伴有麻木感。患者如果发生震颤，需要对神经系统进行检查，排除神经病变等原因，必要时调整药物剂量或更换药物，同时需定期监测血液中的钙和磷。

（8）肿瘤

肾移植术后肿瘤的发生率为4%~18%，高于普通人群，主要与服用免疫抑制剂后身体免疫功能紊乱、抵抗力降低有关，也可能与患者体内本身携带致癌性的病毒、遗传差异和环境等因素有关。肿瘤多发生在泌尿系统、皮肤及口唇部，也可能发生在血液系统如淋巴细胞增生性疾病。

（9）口腔损害

肾移植术后部分患者会出现牙龈增生、口腔溃疡、口腔念珠菌感染和口腔恶性肿瘤等口腔损害，主要与服用多种免疫抑制剂有关。口腔损害主要以对症处理为主，根据病情选择漱口液，保持口腔清洁，进食温度适宜的软食，疼痛难忍者可使用口腔溃疡贴，禁止饮酒、浓茶、咖啡等刺激性强的饮料，避免进食冷、热、酸、辣及油煎、油炸食品。

（10）慢性移植物肾病

慢性移植物肾病又叫移植肾的慢性排斥反应，是移植肾后期失去功能的重要原因，其特征表现为远期移植肾功能逐渐降低，最终肾功能衰竭，进入透析治疗或再次肾移植。急性排斥反应、移植肾的质量、高脂血症、高血压、蛋白尿均是慢性移植物肾病的危险因素。

慢性移植物肾病重在预防和控制，患者定期复查，严密监测病情变化，及时排除危险因素，控制高血压和高血脂，养成良好的生活习惯，保持良好的情绪，遵医嘱正确用药都是延缓移植肾功能恶化的关键。

（温怡　马登艳）

第七章

生活起居篇

1. 为什么慢性肾脏病患者要预防流感？

答：感冒是导致慢性肾脏病患者肾脏损伤最主要的因素之一。这主要由于肾脏病患者免疫功能低下，自身抵抗力减退，容易让其他病毒、细菌等微生物入侵，引起继发性感染，进一步削弱病人的抗病能力，这也是临床慢性肾脏病患者易复发、难治愈的原因之一。感冒常会使已基本康复的患者和撤减激素的患者病情加重，反复发作，容易形成激素撤减综合征，并引起免疫复合物性肾炎，使病情加重，加重肾脏的损害。因此慢性肾脏病患者平时应注意以下几点：

①根据自身情况，选择合适的体育锻炼，增强体质，提高抗病能力。

②注意环境和个人卫生，避免发病诱因。

③气候变化时，注意随时增减衣服，防止受寒，尽可能室内活动，减少外出。

④流感期间，可服用药物预防，注意隔离，患者要戴口罩，避免去公共场所活动，防止交叉感染，室内要经常开窗通气，预防感染。

2. 慢性肾脏病患者可以打预防针吗？

答：可以，但应注意：

①慢性肾脏病患者属于免疫低下人群，禁用减毒活疫苗，避免药物过敏及副作用，只能使用灭活疫苗。

②儿童和成人慢性肾脏病患者疫苗接种范围有差别，如果没有特别禁忌，儿童慢性肾脏病患者也应该按年龄接种相应疫苗，定期监测，及时补种或加种。

3. 为什么慢性肾脏病患者需要戒烟？

答：吸烟具有明显的肾脏毒性作用，烟草中的有害物质尼古丁能收缩血管，造成肾血管硬化，减少肾血流量供应，影响高血压的控制；抽烟还会损害肾小球肾炎患者的糖代谢能力，造成糖耐量异常和胰岛素的抵抗，影响糖尿病患者血糖的控制；抽烟同样对血脂的控制也不利；此外，抽烟损害呼吸系统，容易诱发呼吸道感染，一方面，上呼吸道感染往往是导致肾炎加重的主要原因，使得慢性肾脏病难以控制，另一方面，感染影响激素和免疫抑制剂的正常使用，干扰了慢性肾脏病的治疗。

4. 饮酒对慢性肾脏病患者有哪些影响？

答：饮酒对慢性肾脏病患者有一定的损害，酒精有兴奋交感神经的作用，饮酒后交感神经兴奋，促使心跳加快，小血管收缩，肾脏的血流因此也供应不足，另外饮酒也会影响机体的氮平衡，增加蛋白质的分解，增加血液中的尿素氮含量，酒中含的嘌呤高，而嘌呤的代谢产物就是尿酸，这必然增加肾脏负担。

5. 慢性肾脏病会遗传吗?

答:有些肾脏病有"家族聚集性",遗传性肾脏疾病按其发病率从高到低排列为遗传性肾囊肿疾病、薄基底膜肾病、遗传性肾小球疾病、遗传性肾小管疾病等。常染色体显性多囊肾病是最常见的遗传性肾脏病,发病率为1/1 000～1/400,此病具有常染色体显性遗传特征,即代代发病,男女发病率相等,父母一方患病,子女发病率为50%,但仅约60%患者有明确家族史。所以应该在自己确诊之后督促自己的子女尽快检查、定时检查,争取做到早发现、早治疗,以免贻误治疗时机。

6. 慢性肾脏病患者能结婚吗?

答:严重慢性肾脏病患者在结婚问题上应当慎重考虑,慢性肾脏病患者急性发作期也应暂时不宜结婚,而应抓紧时间治疗,待病情好转,肾功能稳定后,方可考虑,另外应谨慎使用口服避孕药,以免加重肾脏病或诱发慢性肾脏病的急性发作。

7. 慢性肾脏病患者可以有性生活吗?

答:对于慢性肾脏病患者的性生活要视具体情况而定,原则上不主张禁止,除非是急性发作期。适当地恢复性生活,可以增进夫妻间感情,增加家庭支持,有助于疾病的治疗。但是使用大量激素、免疫抑制剂或未经治疗的慢性肾脏病患者会出现性功能减退,有些男病人会有持久不勃、阳痿等,这种情况家属一定要理解,进入透析期或肾移植后性功能会有一定改善。

如果临床表现严重,患者有大量蛋白尿、水肿、高血压,甚至肾功能也有受到影响的情况下,则应当尽量节制,若临床表现轻微,病情处于稳定期或恢复期,尿检和其他有关化验指标均正常,则掌握比正常人性生活次数适当减少的原则即可，原则以第二天不觉得累、精力充足为宜。此外肾病患者在过性生活时应特别注意清洁卫生，以防发生感染，加重肾脏损害。

8. 慢性肾脏病患者能怀孕吗？

答：慢性肾脏病患者如仅有蛋白尿、尿沉渣异常，无高血压和显著肾功能损害，大多能安全妊娠，对慢性肾脏病的长期预后影响不大；其他一些病理类型的慢性肾炎患者，如果无高血压，肾小球滤过率≥80 ml/min，而血肌酐≤177 μmol/L，也可以妊娠。

肾功能正常且无高血压的多囊肾、肾结石患者也可考虑怀孕，系统性红斑狼疮患者应在病情控制6个月且病情无活动后方可考虑妊娠。

对于年龄较大、伴高血压和肾功能损害（肾小球滤过率≤60 ml/min，血肌酐＞176.8 μmol/L）的患者，无论肾脏疾病为原发性或继发性，均不宜妊娠，当然，遗传性肾脏疾病是否妊娠，需要综合考虑。

妊娠合并慢性肾脏病患者在妊娠期间绝不可掉以轻心，要定期检查尿蛋白、血压及肾功能，在妊娠期间要合理饮食，如有异常应及时就诊并听取专科医生意见。

9. 睡眠不好对慢性肾脏病患者有哪些影响？

答：睡眠不足对人体健康的危害很大，可能会影响到人体的交感神经系统，从而导致血压升高，同时还可能会引起肥胖、糖尿病以及心脏的病变，充足的睡眠能保证肾脏血液的灌注，让肾脏得到休息。

10. 保护肾脏与季节变化有关吗？

答：有关系。因为我们肾脏的保护与季节变化是相关的。

①春天万物复苏，鲜花盛开，很多人对花粉、尘埃过敏，所以因过敏引起肾脏损害的紫癜肾的病人要注意尽量避免外出。

②夏天紫外线强烈，系统性红斑狼疮的病人要注意防晒，因为紫外线会破坏皮肤的上皮细胞，从而引起自身免疫反应。

③秋冬季节天气转冷，食欲增加，体重增加，血管阻力增加，排汗量减少，活动量减少，身体负荷增加，血糖增高，血压在秋冬季节会高于春夏季节。

④在冬季，肾功能肌酐、尿素氮与甲状旁腺激素水平会明显高于正常值，并呈现出冬季高夏季低的变化；而且冬季天气寒冷，容易感冒，感冒会加重肾脏的损害，所以冬季是肾病复发的高危季节。季节的变化对肾脏有不同的风险，慢性肾脏病患者在季节交替期间要特别注意自我防范。

11. 水肿患者如何护理皮肤？

答：当慢性肾脏病病人出现水肿时,应保持皮肤清洁干燥，多擦洗，擦洗时动作轻柔防破皮感染。腋窝、腹股沟易潮湿摩擦发红部位，可在皮肤清洁后适当的涂擦爽身粉或滑石粉，应穿着宽松舒适的棉质衣物。高度水肿患者，应卧床休息，限制活动，保持床单位清洁、柔软、舒适；定时协助翻身，翻身时动作应轻柔，避免拖、拉、推，防止水肿皮肤擦伤；轻轻按摩骨突受压处，保护皮肤清洁干燥，防止褥疮发生。阴囊水肿明显患者，选择平卧位或半卧位，两腿自然分开，避免水肿的阴囊受到挤压与摩擦，保持局部皮肤清洁,同时可用吊带托起或者使用芒硝托起外敷（使用芒硝过程中注意当芒硝变湿变硬后应更换），大小便后及时清洁皮肤，保持清洁干燥，擦洗动作轻柔。尽量避免使用热水袋，防止烫伤，因寒冷必须使用时需注意，水温应低于50℃，并用保护套套上热水袋，热水袋不得与皮肤直接接触，防止擦伤和烫伤。

12. 慢性肾脏病患者皮肤瘙痒如何处理？

答：皮肤瘙痒是慢性肾脏病患者的主要不适症状之一，临床表现为局部或全身不同程度的瘙痒，反复发作且持续时间不等，严重时可影响患者的正常生活。慢性肾脏病伴皮肤瘙痒患者应注意以下几点：

①保持皮肤清洁，避免不良刺激，应尽量避免挠抓，以免破皮引发感染。

②日常应合理饮食，忌食辛辣肥腻、刺激性食物。

③建议及早到正规的皮肤病医院或皮肤科，接受治疗。

④遵医嘱用药。

13. 慢性肾脏病患者适宜怎样的锻炼方式？

答：慢性肾脏病患者除了药物治疗，其运动疗法也非常重要。运动疗法可以改善患者的肾脏功能（血脂降低、血压控制、抗炎作用）以及减少并发症的发生。运动以中、低强度的有氧运动为宜，比如：打太极拳、健身操、步行、慢跑、骑自行车、游泳等。运动强度以全身轻微发汗，身体不感到疲惫，无心慌、心累、气紧不适为宜，建议在运动中监测脉搏，如超过120次/分，视为运动过量了，要停下来，运动不能过量或太强太累，会加重心脏及肾脏的负担。可根据季节变化、身体状况制定个性化的锻炼方案，循序渐进地增加活动量，持之以恒，每天坚持锻炼。运动时注意周围环境气候，避免中午艳阳高照的时间，冬季早晨气温低，雾霾重，锻炼最好在下午5点左右。运动时间以餐后2小时为宜，饥饿和饱餐后不宜运动，运动时间以30分钟为宜，运动时最好穿着舒适吸汗的衣服，选棉质衣料、着松软鞋子或运动鞋。

14. 便秘对慢性肾脏病患者有哪些危害？

答： 便秘是慢性肾脏病患者常见的症状之一。长时间便秘会导致下腹部膨胀感、腹痛、恶心、食欲下降、营养吸收不良、全身无力等症状，严重影响身体健康，重者可能引发其他严重的并发症，甚至危及生命。为防止便秘，在日常生活中应该保持轻松愉快的心情，保持适当的有氧运动，适当地对腹部进行按揉，多食新鲜水果和蔬菜等富含纤维素的食物。还要养成定时大便的习惯，并根据自身情况（水肿、尿量）安排饮水量，起到软化粪便的作用，可适当选择促进排便的食物如豆类、薯类、洋葱、豆芽、蜂蜜、酸奶等。

15. 慢性肾脏病患者如何选择中药保健？

答： 慢性肾脏病患者在治疗中适当地增加中医治疗，可以补肾固精，活血化瘀，补气健脾，清热解毒，消除体内产生的内毒素，增强机体抵抗能力，改善微循环。但中药也有肾毒性，中药的植物学种属是引起肾损害的基本因素，而且中药必须经过特殊炮制才能用于治病，部分患者觉得不舒服了，就自己随便买些中药熬制服用，这些做法都很危险，因为中药也有配伍禁忌，不同的药有不同的煎制方法，服用方法也要因人而异，所以中医药保健治疗一定去正规的中医药医院就诊，不得轻信偏方。

16. 情绪对慢性肾脏病患者的影响有哪些？

答： 大多数的慢性肾脏病患者都有较重的心理、经济负担，表现出忧伤、抑郁、焦虑情绪。正确积极面对与调适是非常重要的。

①正确认识慢性肾脏病，保持乐观的生活态度，积极面对，坚信良好的生活习惯对肾脏功能的保护是有利的。

②多与病友交谈，互相鼓舞，谈论生存的价值，树立正确豁达的

生死观。

③积极投身社会工作，找到人生价值。

④家属、社会对病人的支持是必不可少的，家属的积极配合，对病人的关心会增强病人战胜疾病的信心。

⑤应该加大宣传力度，提高广大公众对肾脏病的认识，普及基本防治知识，可以早期发现、早期治疗，也可以呼吁相关机构，增加报销比例，减轻病人的经济负担。

17. 慢性肾脏病患者适宜怎样的居住环境？

答： 慢性肾脏病患者在选择居住环境时应注意通风透气、宽敞明亮、干净舒适、温湿度适宜，空调开放时应注意室内外温度温差控制在5~6℃为宜，室内适当地养一些绿色植物，保持清新舒适感，每天定时开窗通风透气，能促进空气流通交换，保持室内空气的清洁舒适。保持适宜的室内温湿度：冬天温度18~25℃，湿度为30%~80%；夏天温度为23~28℃，湿度为30%~60%；室温19~24℃，湿度为40%~50%时，人感到最舒适。湿度一定要恰当，因为链球菌容易在潮湿的环境中生长，而链球菌最容易累及肾脏，所以室内要温暖干燥，避免受凉受湿。

18. 慢性肾脏病患者如何定期监测病情变化？

答： ①尿量。尿量是反映肾功能好坏最直接的指标，因此慢性肾脏病患者需要长期监测尿量。正常人每天平均尿量约1 500 ml，虽然尿量受到饮水、出汗等因素影响，但正常人每日尿量不能少于400 ml。判断尿量是否正常需要根据实际情况而定。如果发现尿量急剧减少，需要及时就医。

②体重及水肿情况。如果肾脏功能受损，不能将体内的水分有效

排出，以致水分潴留在体内的各个器官组织间，就会出现下肢水肿、体重增加等表现。因此，慢性肾脏病患者需要定期查看肢体（尤其是双下肢）是否有肿胀，每日晨起大小便后穿同样的衣服使用同一体重仪测量体重。如果发现肢体肿胀明显，体重连续每日增加超过0.5 kg或每月超过5 kg时，需要及时就诊。

③血压。一般每日监测2次，晨起和傍晚各一次。测量血压前需安静休息半小时，每次使用同样的血压计在同一部位测量。

慢性肾脏病患者重点需要监测以上项目，每次监测的结果需要及时准确记录。每次随访时带上记录本，医生可参考监测的结果调整治疗方案。

19. 慢性肾脏病患者定期随访有必要吗？

答： 很有必要。原因有以下几点：

①慢性肾脏疾病的特点是具有迁延性、难治性、易复发性，是一种需要终身管理的慢性疾病。

②疾病涉及面广，需要肾科医生、护理人员和营养师等多学科人员的参与和配合，但由于门诊患者多且缺乏专业的医学、营养知识，如没有正确的生活方式、行为习惯和营养膳食，会使患者的整体治疗效果受到很大的影响。

③慢性肾脏疾病的定期随访对于维持患者的生活质量以及带来积极的临床预后是非常重要的。

④成功的疾病管理需要患者具备疾病自我管理能力和良好的依从性。所以很多医院为了让病人能得到专业的知识指导，专门开展了医、护、营养一体化专科门诊，并建立了慢性肾脏病管理中心，通过门诊随访，患者能得到医护人员提供的最专业指导和支持，从而减轻肾脏的损害，延缓到终末期的时间。

20. 慢性肾脏病患者能否服用保健品?

答: 不建议服用。保健品是高热量食品,在肾功能正常时,食物中的蛋白质经过消化、吸收、分解,其中部分蛋白质、氨基酸被机体吸收利用,以维持人体正常的生理功能需要,还有一部分经过分解产生含氮的废物如尿素氮等,从肾脏排出体外。在肾功能衰退时,肾脏排泄这些代谢废物的能力大大减退,于是蛋白质分解代谢的废物如尿素、肌酐、胍类等会蓄积在血中,成为尿毒症毒素。另外如热量供给多于消耗时,多余的热量就会变成脂肪贮存起来,时间久了,身体就胖起来了,因此慢性肾脏病患者不建议服用保健品。

(陈懿　马登艳　黄月阳)

第八章

营养保健篇

1. 什么是营养治疗?

答:营养治疗是指根据疾病代谢及营养学原理,为治疗或缓解疾病,增强治疗的临床效果,而采取的膳食措施或营养支持措施。

2. 慢性肾脏病患者为什么需要营养治疗?

答:肾脏负责清除人体内的代谢垃圾,尿素、尿酸、肌酐、氮等代谢废物由肾脏排出,并且维持着人体水和电解质的平衡,调节钙、磷代谢,促进骨髓造血。肾脏滤过功能受损时,代谢废物堆积体内,水、电解质紊乱,产生浮肿、泡沫尿、疲倦、食欲不振等一系列症状。

合理的营养已被证实是慢性肾脏病治疗的一个重要环节,通过控制饮食,可以减少新陈代谢废物,减轻肾脏负荷,纠正代谢紊乱,控制病情进展并预防并发症的发生。

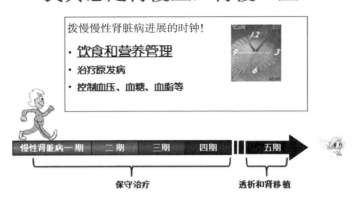

图8-1　慢性肾脏病的治疗

3. 什么是标准体重指数？怎么利用它来初步判断自己的体型？

答：BMI指数（即身体质量指数，英文全称Body Mass Index，简称BMI），BMI=体重（kg）÷〔身高（m）〕^{2}。其中身高和体重值可通过体检测量得到。BMI是目前国际上常用的衡量人体胖瘦程度以及是否健康的一个标准：即BMI<18.5为营养不良，18.5~23.9为正常，≥24为超重，≥28为肥胖。

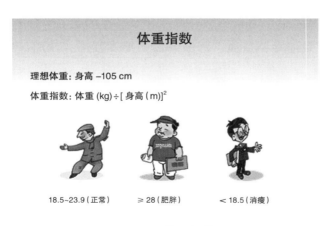

图8-2　体重指数

4. 如何进行营养治疗方案的计算？

答： 慢性肾脏病在未透析前，宜采用充足能量、低蛋白质、优质蛋白质、低盐低脂平衡饮食。根据不同分期对蛋白质和能量的摄入量都有不同要求，具体如表8-1。

表 8-1 慢性肾脏病（CKD）营养治疗方案

类别		分期	蛋白质摄入量〔g/（kg·d）〕	热量摄入量〔kcal/（kg·d）〕
透析前	非糖尿病肾脏疾病	CKD 1，2期	0.8	30~35
		CKD 3期	0.6	
		CKD4，5期	0.4	
	糖尿病肾脏疾病	显性蛋白尿	0.8	30~35
		当GFR开始下降	0.6	2型糖尿病肥胖者热量适当减少
透析后		维持性血液透析	1.2	30~35
		维持性腹膜透析	1.2~1.3	

5. 什么是低盐饮食？

答： 低盐饮食指每日的食盐摄入量不超过5 g，尽量少吃高盐食物如各种咸菜和盐腌食品；如觉味淡可以醋代盐，味精和酱油中的钠含量也很高，不能摄入过量（图8-3）。

控制**钠盐**摄入

> 高血压

> 明显水肿

 控制钠盐摄入

根据血压、水肿情况给予**低盐/无盐/低钠**饮食，最低者每日摄入钠盐不超过500 mg。在这种情况下普通膳食难以做到，可服用**营养制剂（低钠型专业配方）**进行控制。

图 8-3   控制钠盐摄入

6. 什么是低蛋白质饮食？

答：食物中的蛋白质经过消化、吸收、分解之后产生的含氮废物（如尿素、肌酐等）需通过肾脏排出体外。在肾功能衰退时，肾脏的排泄功能减退，上述含氮废物会在血中蓄积，成为尿毒症毒素。低蛋白质饮食可减少蛋白质分解代谢物的生成和蓄积，从而减轻肾脏负担，延缓慢性肾脏病病情的进展。

低蛋白质饮食主要特征是"一多两少三定量，纯淀粉类食物必不可少"。

一多：增加纯淀粉类食物（粉丝、粉条、藕粉、小麦淀粉）。两少：少油，少盐。三定量：主食及杂粮类食物定量，鱼肉蛋奶定量，蔬菜水果定量（图8-4，图8-5）。

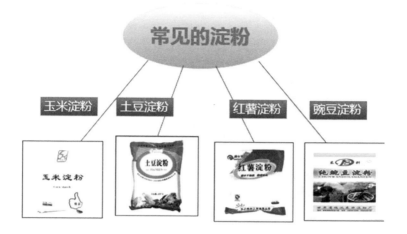

图 8-4　常见的淀粉类食品

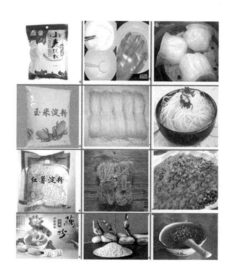

图 8-5　常见淀粉类食品分类

7. 素食不含蛋白质，慢性肾脏病患者可以随便吃吗？

答：慢性肾脏病患者应限制蛋白质的摄入，但这并非不吃肉类，素食中含有的植物蛋白质不属于优质蛋白质，食用过多会产生较多的含氮废物，反而增加肾脏的负担，所以在每天的饮食中，优质蛋白质至少占50%，只要每天摄入量不超过建议的分量就行。

8. 哪些蛋白质是优质蛋白质？

答：优质蛋白质主要来源于动物性食物，如鱼、肉、蛋、奶。另外豆类及其制品的生物学价值与肉类等同，为优质蛋白质（图8-6）。

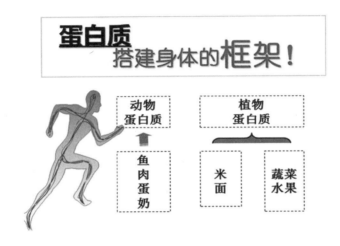

图 8-6　蛋白质的框架作用

9. 慢性肾脏病患者能吃豆制品吗？

答：大豆蛋白质不等于植物蛋白质，豆制品中的蛋白质虽属植物蛋白质，但也是一种优质蛋白质，人体摄入后消化吸收率为84%~98%。此外豆制品还可提供钙、维生素等有益物质，与主食搭配可提高优质蛋白质的利用率，其含有的植物化学物可对肾脏起到保护作用，大豆中含大豆异黄酮具有抗氧化、降血脂的作用，大豆蛋白质具有降血压的作用，活性肽豆制品是低血糖指数食物。所以，患者可根据病情定量选用豆制品（还记得前面说的"三定量"吗），不应绝对禁止（图8-7、图8-8）。

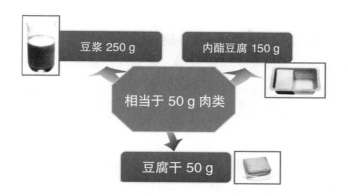

图 8-7 豆制品分类

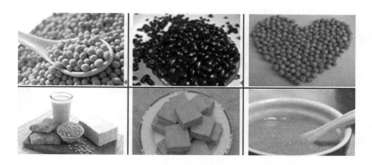

图 8-8 豆类及其制品食物一览

10. 慢性肾脏病患者如何吃肉?

答:首先根据慢性肾脏病的不同分期确定每日蛋白质的摄入量,保证其中优质蛋白质应占蛋白质总摄入量的2/3,如鸡蛋、牛奶、鱼肉、瘦肉等。根据食物交换份(表8-2)合理安排吃肉。

表 8-2 食物交换份

常见动物性食物生重	含有的优质蛋白质的量
瘦肉(禽肉、畜肉、鱼肉)50 g	7~9 g
一个鸡蛋(60 g)	大约8 g
一袋牛奶(250 ml)	7~8.5 g
豆腐(150 g)	7~9 g

11. 钙、钾、磷的摄入应如何控制？

答：随着有效肾单位的减少，肾脏排泄磷的能力逐渐下降，出现高磷血症。我国多数透析患者并发高磷血症。高磷血症易继发甲状旁腺功能亢进；影响骨质代谢，引起肾性骨病；增加心血管疾病风险。

饮食中限制磷的摄入至关重要。一般建议慢性肾脏病Ⅱ期患者就开始采用低磷饮食，每天磷的摄入量应控制在600~800 mg。一般富含磷的食物同时富含蛋白质，1 g蛋白质食物约含15 mg磷，所以低蛋白质饮食可以纠正高磷血症，但饮食限磷不合理易导致蛋白质摄入不足而诱发或加重低蛋白血症。慢性肾脏病患者应在营养师的指导下合理限磷，采用低磷饮食的同时保证充足的优质蛋白质的摄入。

早期的慢性肾脏病患者，肾脏处于代偿期，只要尿量不减少，血钾多在正常范围，此时不需要限制蔬菜、水果等含钾食物的摄入。蔬菜、水果富含纤维、维生素和矿物质，过度限制，易造成营养不均衡，并且肾功能减退，本身易导致维生素的流失。晚期患者，尿量减少，钾排出减少，发生高钾血症时，患者应在医生、营养师的指导下适时低钾饮食，应限制或避免水果、果汁、蔬菜和菜汁类等富含钾的食物摄入，选择含钾较低的瓜类蔬菜。蔬菜、水果焯水后再烹调，可减少食物中的钾含量。菜汤含钾，应避免汤泡饭。

12. 热量的摄入应如何保证？

答：慢性肾脏病患者应保障充足能量供给，建议每日能量摄入为每公斤体重30~35 kcal。正如同汽车行驶需要燃料做动力一样，人体一切生命活动也需要能量做动力。能量的主要来源为：主食及杂粮，蔬菜水果，纯淀粉及糖类。主食是能量的主要来源，但是主食中含有的非优质蛋白质在人体代谢为废物氮，加重病情，所以在限制蛋白质总摄入量的基础上，应限制主食总量，减少植物蛋白质的摄入。

慢性肾脏病患者应尽量食用热量高而蛋白质含量低的食物，如藕粉、粉条、粉丝等，以保证充足能量的摄入。对于透析前的慢性肾脏病患者，用淀粉替代部分主食，十分重要，是每天必不可少的坚持（图8-9）。

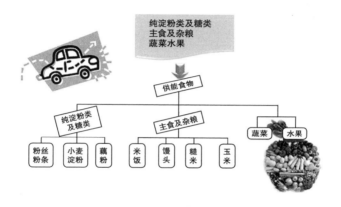

图 8-9　供能食物

13. 无机盐、维生素的摄入应如何控制？

答：含维生素及微量元素丰富的食物主要为蔬菜、水果等。早期的慢性肾病患者，肾脏处于代偿期，只要尿量不减少，电解质多在正常范围，此时不需要过于限制蔬菜、水果等食物的摄入。蔬菜、水果富含纤维、维生素和矿物质，过度限制，易造成营养不均衡，并且肾功能减退，本身易导致维生素的流失。晚期患者，尿量减少，发生电解质紊乱时，患者应在营养师的指导下根据生化检查的结果适当选择蔬菜、水果的食用量和品种。根据血压、水肿情况给予低盐/无盐/低钠饮食，最低者每日摄入钠盐不超过500 mg。在这种情况下普通膳食难以做到，且会影响患者食欲，加重营养不良，此时可考虑服用营养制剂（低钠、低钾配方）替代部分日常饮食以限制全天钠、钾的摄入量，同时又满足充足热量的饮食原则。

14. 怎样喝水恰到好处？

答：慢性肾脏病患者出现少尿、无尿时，或透析患者干体重增加5%时，应限制水的摄入。为了不加重肾脏的负担，全天进水量应控制在前一日尿量加500~800 ml。

并不是只有喝水才可以摄入液体，每日饮食中的固体食物也可提供部分水，如蔬菜、水果含90%的水，米饭、土豆含70%的水，馒头含30%的水。每日设定的饮水量，减去固体食物含的水，就是可以饮用的液体水。用固定的杯子装水，可以避免饮水过量或者不足，同时提醒患者补水。另外，口含冰块或者咀嚼口香糖可以减少CKD患者在限水情况下的口渴问题（图8-10）。

常见食物含水量 每100 g食物中水含量

食物（每100 g）	含水量（g）	食物（每100 g）	含水量（g）
蔬菜	80~90	挂面	15
湿切面	30	馒头	40
米粥	90	烧饼	20
米饭	70	牛奶	90
油条	20	水果	80

● 将一天可饮用的水量平均分配，用带有刻度的容器装好或将部分水混合柠檬汁冻成冰块，口渴时含在口中，让冰块慢慢融化。

● 稍微口渴时，可用棉棒润湿嘴唇或漱口，十分口渴时再小口喝水。

控水妙招

这样可以更好地控制饮水量了

图8-10　常见食物含水量

15. 有效控制脂肪摄入的方法有哪些？

答：烹调用油宜少，控制在30 g以下，烹调方法以蒸、烩、煮为主，少用油煎、油炸。不食用动物脂肪、动物内脏、动物皮。少吃汤圆、糕点等脂肪含量过高的小吃。

16. 慢性肾脏病患者为何要食用纯淀粉食物？

答： 主食是能量的主要来源，但是主食中含有的非优质蛋白质会增加慢性肾脏病患者的代谢负担，加重病情，所以在限制蛋白质总摄入量的基础上，应限制主食总量，减少植物蛋白质的摄入，提倡慢性肾脏病患者食用纯淀粉食物。

纯淀粉类食物的蛋白质含量为0，是供应人体充足的能量的主要来源，同时不会对肾脏产生额外的负担；肾病患者既要保证低蛋白质、优质蛋白质饮食，又要保证充足的能量供给；那么必须要每日摄入纯淀粉类食物以保证充足能量供给。这样，就可以把有限的低蛋白质摄入量，节约给优质蛋白质来源食物，如鱼、肉、蛋、奶（图8-11）。

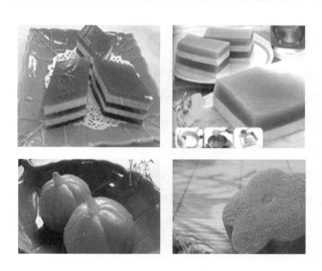

图 8-11　纯淀粉类糕点

17. 哪些慢性肾脏病患者需要限盐饮食？

答： 所有慢性肾脏病患者都提倡限盐饮食，一般全天盐摄入量不超过6 g，尤其是患有高血压和糖尿病的慢性肾脏病患者对于盐的限制就更加严格，全天盐摄入量不超过5 g。

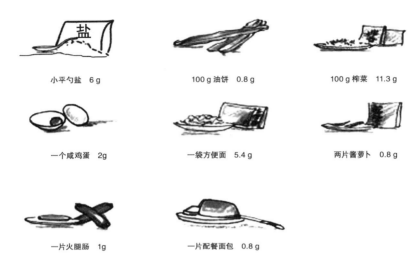

图 8-12　　不同食物含盐量

18. 慢性肾脏病患者可以吃坚果吗？

答： 因慢性肾脏病患者要坚持低蛋白质、优质蛋白质饮食，往往一日饮食中的主食、肉类等食物中的蛋白质含量就已经达到了一天蛋白质的摄入推荐量，而25 g坚果中大约含7 g蛋白质，即大约25颗花生米就含有7 g蛋白质，接近100 g主食或1个蛋或50 g肉或1盒250 ml牛奶中所含有的蛋白质了，这样就限制了我们日常食物的摄入。另一方面，坚果中嘌呤含量较高，含钾也高，肾脏病患者食用时应限制食用量及食用频次。

19. 慢性肾脏病患者是否可以吃蛋白粉？

答： ①慢性肾脏病患者在透析前要求低蛋白质、优质蛋白质饮食。如果患者食欲好、营养状况良好，摄入足够的膳食及适宜蛋白质的话，不需要额外补充蛋白粉。如额外添加蛋白粉，易造成患者全天蛋白质摄入过量，加重肾脏损害及氮质血症。

②如患者食欲较差，全天无法摄入足够膳食及适宜蛋白质，可适当补充全营养肠内制剂并添加适量的蛋白粉。

③市售蛋白粉主要有大豆分离蛋白及乳清蛋白。在蛋白粉的选择上要注意：首选乳清蛋白粉，因为乳清蛋白粉的人体利用率高于大豆分离蛋白。

综上，慢性肾脏病患者补充蛋白粉需在医务人员指导下添加，补充时要防止蛋白质摄入过量而加重肾脏负担。

20. 慢性肾脏病患者饮食控制后，人越来越瘦好吗？

答：不提倡慢性肾脏病患者过度减重，日常应监测体重变化如一月内体重下降超过2 kg，应及时就医，调整饮食计划。饮食控制变瘦，有可能导致身体肌肉组织分解，将进一步增加肾脏负担；同时会消耗机体的脂肪储备，所以慢性肾脏病患者不能饥饿疗法，过分限制蛋白质和主食将进一步恶化营养状况，不利于肾脏病的治疗。

21. 慢性肾功能衰竭患者能多喝汤吗？

答：不能，汤的营养价值并不高，蛋白质为大分子物质，无法溶解于汤中。汤中主要溶解物为油脂、盐分及各种调味品，含氮浸出物，以及煲汤食材中含有的嘌呤。喝汤会造成油脂、盐分、嘌呤都摄入过量，所以不提倡慢性肾功能衰竭患者喝汤。

22. 痛风患者的饮食应注意哪些事项？

答：①不暴饮暴食，不随意加餐，适当体力活动。

②限制嘌呤的摄入，选用低嘌呤食物，不喝肉汤，不吃腌腊制品。

③注意低脂饮食，主要选择蒸、烩、煮等烹调菜品。

④多摄入富含维生素（尤其是维生素C）和矿物质的蔬菜和水果等碱性食物。

⑤禁用刺激性调味品。禁饮酒。

23. 浮肿患者的饮食应注意什么？

答：①宜饮食清淡。因食盐过多造成体内钠滞留时，可使隐性水肿变得显著。故水肿病人一定要控制盐的摄入量，饮食宜清淡。根据水肿的程度，选用少盐、无盐或少钠的饮食。味精含钠，亦应限制用量。酱菜、咸蛋等高盐食品应禁忌。与此同时，亦要相应控制饮水量，每天应控制在1 000 ml为宜。

②宜保证优质蛋白质饮食。血浆渗透压降低是水肿的另一重要原因，营养不良也会加重水肿。因此，对慢性肾脏病患者而言，保证适宜疾病分期的低蛋白质、优质蛋白质饮食十分重要。

（陈懿　马登艳　陈崇诚）

第九章
中医保健篇

一、肾劳（慢性间质性肾炎）

1. 何谓肾劳的中医诊断？

答：夜尿量增多是诊断肾劳的重要依据；肾劳还表现为病程较长，缠绵难愈，时轻时重，遇劳加重或诱发。常伴倦怠乏力、小便清长，腰痛或腰膝酸软；排除其他引起夜尿量增多的疾病。

2. 肾劳的证候诊断有哪些？

答：脾肾气虚证、气阴两虚证、肾阳虚衰证、寒湿困脾证、肾虚血瘀证。

3. 肾劳各证型的治疗方案有哪些？

答：（1）脾肾气虚证

治法：健脾益肾。

①推荐方药：六君子汤合水陆二仙汤加减。党参、白术、茯苓、陈皮、砂仁、山药、山萸肉、菟丝子、炒杜仲、金樱子、芡实、覆盆

子等。

②中成药：金水宝胶囊、百令胶囊、黄芪颗粒等。

③推荐选穴：选取足三里、肾俞、太溪等进行针刺或艾灸。

④推荐中药穴位注射：黄芪注射液注射足三里、肾俞、太溪等。

⑤推荐灌肠方药：党参、肉苁蓉、煅牡蛎、生大黄等。

⑥低频脉冲疗法：治疗设备用肾病治疗仪，2次/周。

（2）气阴两虚证

治法：益气养阴。

①推荐方药：参芪麦味地黄汤加减。太子参、黄芪、麦冬、五味子、旱莲草、女贞子、山萸肉、生地、山药、黄精等。

②中成药：口服灯盏生脉胶囊等。

③推荐选穴：选取三阴交、气海、足三里等进行针刺。

④推荐中药穴位注射：生脉注射液或参麦注射液注射三阴交、气海、足三里等。

⑤推荐灌肠方药：黄芪、生地、生地榆、煅牡蛎、生大黄等。

⑥低频脉冲疗法：治疗设备用肾病治疗仪，2次/周。

（3）肾阳虚衰证

治法：温肾助阳。

①推荐方药：桂附地黄汤加减。附子、肉桂、熟地、山萸肉、菟丝子、仙灵脾、炒杜仲、肉苁蓉、炒山药等。

②中成药：金水宝胶囊、桂附地黄胶囊、右归丸等。

③推荐选穴：选取肾俞、关元、足三里等进行针刺或艾灸。

④推荐中药穴位注射：参附注射液注射肾俞、关元、足三里等。

⑤推荐灌肠方药：附子、肉苁蓉、煅牡蛎、生大黄等。

⑥低频脉冲疗法：治疗设备用肾病治疗仪，2次/周。

（4）寒湿困脾证

治法：健脾化湿。

①推荐方药：藿香正气汤加减。藿香、紫苏、半夏、生姜、陈皮、茯苓、炒白术、炒山药、厚朴、砂仁等。

②中成药：藿香正气软胶囊、藿香正气口服液等。

③推荐选穴：选取足三里、三阴交、阴陵泉等进行针刺或艾灸。

④推荐穴位注射：维生素B_1注射液注射足三里、三阴交、阴陵泉等。

⑤推荐灌肠方药：苍术、藿香、煅牡蛎、土茯苓、生大黄等。

⑥低频脉冲疗法：治疗设备用肾病治疗仪，2次/周。

（5）肾虚血瘀证

治法：补肾活血。

①推荐方药：六味地黄汤合桃红四物汤加减。熟地、山萸肉、炒山药、丹皮、仙灵脾、炒杜仲、红花、赤芍、莪术、川芎、酒大黄等。

②中成药：金水宝胶囊、血府逐瘀胶囊等。

③推荐选穴：选取太溪、太冲、血海等进行针刺或艾灸。

④推荐中药穴位注射：灯盏细辛注射液或参附注射液注射太溪、太冲、血海等。

⑤推荐灌肠方药：炒杜仲、肉苁蓉、煅牡蛎、生大黄、红花、丹参等。

⑥低频脉冲疗法：治疗设备用肾病治疗仪，2次/周。

4. 肾劳患者的护理调摄包括哪些方面？

答：肾劳患者平时应注意休息，避免过度劳累。饮食以含优质蛋白质、易消化的食物为主，如奶、鸡蛋、淡水鱼等，蛋白质摄入量一般为0.6 g/（kg·d）。病室内阳光充足，防止患者感冒受寒。积极主动给患者讲解有关知识及日常生活注意事项，消除其恐惧心理。

二、紫癜肾（过敏性紫癜性肾炎）

1. 何谓紫癜肾的中医诊断？

答：紫癜肾患者的具体诊断要点：皮肤瘀点瘀斑；血尿和（或）蛋白尿，或并见腹痛、关节疼痛，甚则便血、水肿等。

2. 紫癜肾的证候诊断有哪些？

答：风热搏结证、热毒内炽证、湿瘀互结证、气阴两虚证、脾肾阳虚证、肝肾阴虚证。

3. 紫癜肾各证型的主要中医治疗方案有哪些？

答：（1）风热搏结证

治法：疏风清热，清营凉血。

①推荐方药：清营汤加减。荆芥、防风、生地黄、丹皮、金银花、连翘、赤芍、柴胡、水牛角、竹叶心、紫草、小蓟等。

②中成药：雷公藤多苷片、火把花根片等。

（2）热毒内炽证

治法：清热解毒，凉血止血。

①推荐方药：犀角地黄汤加减。水牛角、生地、赤芍、丹皮、黄芩、金银花、连翘、白茅根、小蓟、甘草等。

②中成药：三宝（安宫牛黄丸、至宝丹、紫雪丹）等。

（3）湿瘀互结证

治法：清热除湿，化瘀止血。

①推荐方药：三仁汤合桃红四物汤加减。薏苡仁、白蔻仁、杏

仁、通草、法半夏、生蒲黄、滑石、桃仁、红花、川芎、当归、赤芍、小蓟等。

②中成药：正清风痛宁、黄葵胶囊等。

（4）气阴两虚证

治法：益气养阴。

①推荐方药：参芪地黄汤加减。太子参、黄芪、熟地、山茱萸、山药、茯苓、丹皮、泽泻、白术、白花蛇舌草、益母草、甘草等。

②中成药：肾炎康复片、金水宝胶囊、百令胶囊等。

（5）脾肾阳虚证

治法：健脾补肾。

①推荐方药：大补元煎加减。人参、山药、黄芪、熟地、山茱萸、杜仲、当归、枸杞子、炙甘草等。

②中成药：肾炎舒片、金水宝胶囊、百令胶囊等。

（6）肝肾阴虚证

治法：滋补肝肾。

①推荐方药：知柏地黄丸合二至丸加减。知母、黄柏、生地、熟地、山茱萸、山药、丹皮、茯苓、龟板、女贞子、旱莲草等。

②中成药：六味地黄丸、知柏地黄丸、杞菊地黄丸等。

4. 紫癜肾患者的护理调摄包括哪些方面？

答：紫癜肾患者要注意起居、饮食、皮肤、情志等方面的护理，具体如下：

①饮食护理。低盐、低脂、高维生素、优质蛋白质软食。避免香燥、辛辣之物及鱼、虾、蟹等易诱发过敏的食物。

②皮肤护理。严密观察出疹的部位、颜色及消退时间，保持皮肤清洁干燥，避免擦伤感染。不宜经常染发。尤其是女性患者，切忌使用染发剂、美发剂等刺激性较强的产品。

③生活护理。预防感冒，劳逸适度，节制房事，忌食烟酒。

④情志护理。保持心情舒畅，避免烦躁、焦虑等不良情绪。

三、痛风肾病（尿酸性肾病）

1. 何谓痛风肾病的中医诊断依据？

答：患者出现尿浊（蛋白尿），水肿，夜尿频，神疲乏力，腰酸腰痛，关节肿胀或不利，甚至呕恶频作、口有尿臭等主要症状。

2. 如何治疗痛风肾病？

答：本病以本虚为主，兼见标实，中药方剂治疗时以治本为主或标本同治。并结合针灸疗法、中药灌肠法、中药外敷法、中药穴位注射、中药离子导入等对症治疗，缓解痛风患者临床症状。

3. 痛风肾病患者的护理调摄包括哪些方面？

答：痛风肾病患者应从饮食、情志、生活起居等方面进行护理。具体如下：

①低嘌呤饮食。牛奶、鸡蛋、精白米、面、糖及多数蔬菜含嘌呤较少，患者应尽量选择这类食物。含嘌呤高的食物有动物的内脏、各种肉汤、鱼类，如鱼卵、虾、沙丁鱼等应禁食。含嘌呤中等的食物有牛肉、猪肉、羊肉、菠菜、蘑菇、干豆类、芦笋等一般不宜食。

②调摄情志。紧张、过度疲劳、焦虑、强烈的精神刺激会诱发本病发作。因此，应加强心理疏导，减慢行为节奏，设法消除各种心理压力，保持心情舒畅。

③多饮水，碱化尿液。多饮水，每天尿量应在 2 000 ml 以上。同时，碱化尿液，多吃蔬菜类食物，必要时可口服碳酸氢钠或 12.5% 枸

橼酸钾，控制尿液的pH值在 5.8～7.0。但是尿液的长期碱化，又会产生磷酸盐、钙盐沉着的可能性，故应避免长期过度碱化。

④关节疼痛的护理。适当抬高患部关节，让患部休息。局部红肿热痛剧烈，用碎冰袋外敷，亦可用清热解毒、活血祛瘀的中草药研末外敷。

⑤并发尿路结石的护理。水分可帮助尿酸排出体外，减少沉积，如无水肿，可多饮水，多排尿，每天保持尿量2 000 ml 以上，并注意碱化尿液，以减少结石产生。

四、慢肾风（慢性肾小球肾炎）

1. 慢肾风的证型有哪些？

答：本证有脾肾气虚证、肺肾气虚证、气阴两虚证、脾肾阳虚证、肝肾阴虚证。标证有水湿证、湿热证、血瘀证、湿浊证。

2. 慢肾风各证型的治疗方法及推荐方药有哪些？

答：①脾肾气虚证

治法：补气健脾益肾。

推荐方药：异功散加减。党参、生黄芪、生白术、茯苓、薏苡仁、杜仲、怀牛膝、泽泻、甘草等。

②肺肾气虚证

治法：补益肺肾。

推荐方药：益气补肾汤加减。党参、黄芪、白术、茯苓、山药、炙甘草、大枣等。

③气阴两虚证

治法：益气养阴。

推荐方药：参芪地黄汤加减。党参、黄芪、生地、山药、山茱黄、丹皮、泽泻、茯苓等。

④脾肾阳虚证

治法：温补脾肾。

推荐方药：附子理中丸或济生肾气丸加减。附子、炙桂枝、党参、白术、生黄芪、茯苓皮、车前子、泽泻、干姜、炙甘草等。

⑤肝肾阴虚证

治法：滋养肝肾。

推荐方药：杞菊地黄丸加减。熟地、山茱萸、山药、泽泻、丹皮、茯苓、枸杞子、菊花等。

⑥水湿证

治法：利水消肿。

推荐方药：五皮饮加减。生姜皮、桑白皮、陈皮、大腹皮、茯苓皮等。

⑦湿热证

治法：清利湿热。

推荐方药：龙胆泻肝汤加减。龙胆草、柴胡、泽泻、车前子、通草、生地、当归、炒栀子、炒黄芩、甘草等。

⑧血瘀证

治法：活血化瘀。

推荐方药：血府逐瘀汤加减。柴胡、当归、生地、川芎、赤芍、牛膝、桔梗、枳壳、甘草、桃仁、红花等。

⑨湿浊证

治法：健脾化湿泄浊。

推荐方药：胃苓汤加减。制苍术、白术、茯苓、泽泻、猪苓、车前子、姜半夏、陈皮、制大黄、六月雪等。

3. 慢肾风的其他中医治疗方法有哪些?

答：慢肾风患者除了采取中药治疗以外，为了提高疗效，还可以结合针刺治疗、穴位敷贴法、灸法、中药浴足、穴位注射等，以防止或延缓肾功能进行性恶化、改善或缓解临床症状、防治并发症为主要目的。

4. 慢肾风患者的护理调摄包括哪些方面?

答：①生活起居。预防感冒，节制房事，忌食烟酒，适当锻炼。重症患者应绝对卧床休息。高度水肿而致胸闷憋气者，可取半坐卧位。下肢水肿严重者，适当抬高患肢。水肿减轻后可适当活动。

②饮食调护。慢肾风患者应采用低盐、低脂、优质蛋白质饮食。伴高血压患者应限盐，盐摄入量<3 g/d，调整饮食中蛋白质与含钾食物的摄入。避免辛辣刺激之物及海鲜发物。

③情志调摄。鼓励患者树立与疾病做斗争的信心，消除恐惧、忧虑、急躁、悲观、失望情绪，使其采取积极态度配合治疗。

④严密观察水肿的部位、程度、消长规律，尿量及颜色。保持皮肤清洁、干燥，避免破溃感染。

五、劳淋（再发性尿路感染）

1. 劳淋的证候诊断有哪些?

答：气阴两虚、膀胱湿热证，肾阴不足、膀胱湿热证，阴阳两虚、湿热下注证。

2. 劳淋的治疗方法有哪些?

答：（1）辨证选择口服中药汤剂

①气阴两虚、膀胱湿热证

治法：益气养阴，清利湿热。

推荐方药：清心莲子饮加减。黄芪、党参、石莲子、茯苓、麦冬、车前子、柴胡、黄柏、地骨皮、甘草等。

②肾阴不足、膀胱湿热证

治法：滋补肾阴，清利湿热。

推荐方药：知柏地黄丸加减。知母、黄柏、生地、熟地、山茱萸、山药、茯苓、丹皮、泽泻、车前子、瞿麦、萹蓄等。

③阴阳两虚、湿热下注证

治法：滋阴助阳，清利湿热。

推荐方药：肾气丸加减。熟地、山茱萸、枸杞子、山药、巴戟天、淫羊藿、制附子、车前子、瞿麦、萹蓄、薏苡仁、败酱草等。

（2）辨证选择口服中成药

根据病情，辨证选择三金片、银花泌炎灵、热淋清、知柏地黄丸、补中益气丸、济生肾气丸等。

六、慢性肾衰（慢性肾功能衰竭）

1. 慢性肾衰的证候诊断有哪些？

答：本病可分为正虚证及邪实证，临床上多表现为虚实夹杂。

正虚诸证包括：脾肾气虚证、脾肾阳虚证、气阴两虚证、肝肾阴虚证、阴阳两虚证。

邪实诸证包括：湿浊证、湿热证、水气证、血瘀证、浊毒证。

2. 慢性肾衰的治疗方法有哪些？

答：中医辨证治疗主要针对慢性肾衰代偿期、失代偿期、衰竭期患者，依据中医辨证原则，一般在本虚辨证基础上，结合标实证进行药物加减，药物加减不超过3味。医生需根据中成药的组成，注意药物之间的相互作用，避免重复用药，并结合患者的具体情况酌量使用。

（1）正虚诸证

①脾肾气虚证

治法：补脾益肾。

推荐方药：香砂六君子汤加减。党参、北芪、白术、怀山、茯苓、山萸肉、首乌、春砂（后下）、陈皮等。

中成药：金水宝胶囊、百令胶囊、海昆肾喜胶囊等。

②脾肾阳虚证

治法：温补脾肾。

推荐方药：实脾饮合肾气丸加减。白术、茯苓、党参、草果、仙灵脾、山萸肉、熟地、菟丝子等。

中成药：金水宝胶囊、百令胶囊、海昆肾喜胶囊、尿毒清颗粒等。

③气阴两虚证

治法：益气养阴。

推荐方药：参芪地黄汤加减。北芪、山萸肉、太子参、熟地、怀山、茯苓、丹皮、首乌、菟丝子等。

中成药：肾炎康复片、金水宝胶囊、百令胶囊等。

④肝肾阴虚证

治法：滋补肝肾。

推荐方药：六味地黄汤合二至丸加减。山萸肉、熟地、怀山、茯苓、丹皮、女贞子、旱莲草、白芍、泽泻、枸杞等。

中成药：金水宝胶囊、百令胶囊等。

⑤阴阳两虚证

治法：阴阳双补。

推荐方药：金匮肾气丸合二至丸加减。肉桂（另焗）、仙灵脾、山萸肉、熟地、茯苓、泽泻、怀山药、女贞子、旱莲草、附子（先煎）等。

中成药：金水宝胶囊、百令胶囊、尿毒清颗粒等。

（2）邪实诸证

①湿浊证

治法：祛湿化浊。

推荐药物：法半夏、白术、陈皮、白蔻仁、春砂（后下）等。

中成药：海昆肾喜胶囊、尿毒清颗粒等。

②湿热证

治法：清热利湿。

推荐药物：黄连、黄芩、大黄、枳实、竹茹等。

中成药：黄葵胶囊等。

③水气证

治法：行气利水。

推荐药物：猪苓、泽泻、茯苓皮、薏苡仁等。

中成药：海昆肾喜胶囊、尿毒清颗粒等。

④血瘀证

治法：活血化瘀。

推荐药物：丹参、桃仁、当归、红花、赤芍、泽兰、田七（冲服）等。

中成药：三七通舒等。

⑤浊毒证

治法：泄浊蠲毒。

推荐药物：大黄、崩大碗（积雪草）等。

中成药：尿毒清颗粒等。

根据病情，选用大黄、牡蛎、蒲公英等药物，水煎取液，适宜温度，保留灌肠。亦可采用大肠水疗仪、中药结肠透析机等设备进行治疗。也可选择中药离子导入等疗法。

3. 慢性肾衰患者的护理调摄包括哪些方面?

答: ①饮食护理。优质低蛋白质饮食、低盐、低脂、低磷饮食。

②生活护理。慎起居、适劳逸、避风寒。

③情志护理。保持心情舒畅,避免烦躁、焦虑等不良情绪。

④给药护理。中药汤剂宜浓煎,少量频服。应用大黄煎剂灌肠治疗时,观察用药后效果及反应。注意保护肛周皮肤。

七、消渴病肾病(糖尿病肾病)

1. 消渴病肾病的证候诊断有哪些?

答: ①消渴病肾病蛋白尿期有气阴两虚血瘀证、阴阳两虚血瘀证。

②消渴病肾病肾功能不全期有气阴两虚血瘀浊毒证、阴阳两虚血瘀浊毒证。

2. 消渴病肾病患者的护理调摄包括哪些方面?

答: (1)临证护理

①病室环境清新整洁、安静优雅、温暖舒适,减少探视者,防止交叉感染。

②重症患者应卧床休息,轻者可适当活动,活动量不宜过大。

③注意患者皮肤及口腔护理,勤洗澡、勤漱口,预防口腔感染和尿路感染发生。衣物鞋袜宜宽松。

④准确记录患者24小时尿量。定时测体重、血压。有腹水者定时测腹围。

⑤注意安全,外出时有人陪伴,并携带甜品在身上以备急需。

（2）用药护理

中药汤剂宜温服，用药后观察效果和反应，使用降糖类药物后及时就餐。

（3）饮食护理

饮食宜低盐、低脂、低碳水化合物及富含优质蛋白质。

（4）情志护理

加强情志护理，进行心理疏导，消除悲观、绝望情绪，增强患者战胜疾病的信心，以配合治疗。

（5）并发症护理

预防感染，防止低血糖反应发生。

八、肾水（肾病综合征）

1. 肾水的证候诊断有哪些？

答： 脾肾阳虚证、肝肾阴虚证、湿热中阻证、肾阳气虚证。

2. 如何对肾水患者进行临证施护？

答： 出现阴虚阳亢，用药时间长，在减量时要缓慢，切忌突然停药，必须按医嘱准时服药，用药期间应鼓励多饮水，同时碱化尿液，以预防出血性膀胱炎。

阴虚阳亢者应忌食辛辣刺激食物，如桂皮、花椒、香葱、大蒜等，以进食清淡饮食为主。

脾肾阳虚者宜进食营养丰富之温补之品，忌食生冷、肥甘之物，宜适当食用温补品如羊肉、牛肉、桂圆肉，少佐生姜、桂皮，以温补脾阳。

脾虚湿盛者可适当食用健脾渗湿利水食物，如赤小豆、扁豆、西葫芦、山药、黄芪等，宜少食多餐，忌生冷肥腻之物。

风水相搏，浮肿少尿者，遵医嘱给予中药煎水代茶饮。

湿毒上泛，恶心呕吐不止者，可服用热姜糖水，或遵医嘱用止吐药。

九、中医养生保健：各年龄阶段如何养肾防衰

1. 为何年过四十需补肾养阴？

答： 肾阴、肾阳为肾中精气和功能的两个方面，朱丹溪认为"阳常有余，阴常不足"，治病多以滋阴为主。可见，肾阴虚衰是脏腑功能失调的主要原因。《黄帝内经》上说，"阴精所奉其人寿""年四十，而阴气自半也，起居衰矣"。说明衰老是阴气减退的结果。阴气多指肝肾的精血，精血不足，则易引起老年阴虚之证，故益寿之法非常重视补肾养阴。

2. 年过四十如何补肾养阴？

答： 年过四十应重视药养、食养、静养、心定。

（1）药养

常选用熟地黄、枸杞、桑葚、墨旱莲、女贞子、玉竹等，以及中成药补肾益寿丸、二至丸等。对兼有消瘦、五心烦热、溲黄便干、眩晕耳鸣、失眠多梦等阴虚体质者，可使用六味地黄丸（图9-1）、左归丸（图9-2）。

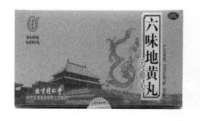
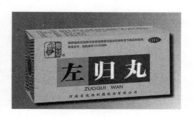

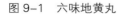

图 9-1　六味地黄丸　　　　　　图 9-2　左归丸

（2）食养

①多食用黑芝麻、乌鸡、桑葚、墨鱼、黑木耳、黑豆、黑米、核桃、银耳、山药等。

②煲粥养阴，尤其适宜早晨喝粥。

③喝汤养阴，如鸡汤、骨头汤（图9-3）。

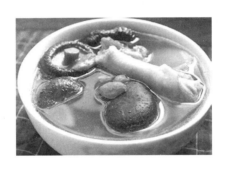

图9-3　骨头汤

（3）静养

静养阴，静养包括静坐、睡眠、闭目养神等。所谓静养，就是节奏慢，包括呼吸慢、心跳慢、吃饭慢、动作慢……慢呼吸养生要做到四个字：深、长、匀、细。深——深呼吸，就是一呼一吸都要到头；长——时间要拉长，放慢；匀—要匀称；细——要细微，不能粗猛，一呼一吸约需6.4秒。人到中年，学学静坐，这既符合人的生理，又符合人的心理。学会静坐后，莫名的虚火、浮火都会降下来。

（4）心定

人在30~40岁这段时期，正值壮年，这时身体虽然达到了盛壮的顶点，但全身的气血只适合保持在平定盛满的状态，以免扰乱气血导致脏腑功能失调而引发疾病和早衰。这就要求人在壮年时期的养生，主要侧重点在于保持稳定。学会调整心态，培养应对能力，做到心中淡定、冷静沉着，这样就可以维护壮年时期的身心健康。

3. 年过四十如何改善气色？

答：人到了40岁，脸色开始变得不再光泽。人的脸色，其实是内脏功能的一种表现。气色不好，说明这个人的五脏六腑有了问题。出现这种情况的原因《黄帝内经》说是"阳明脉衰"。阳明脉，第一指足阳明胃；第二指手阳明大肠。把你的胃和大肠保护好，你的脸色就会变得好看。

4. 为何年过半百需滋水涵木？

答：《黄帝内经》上说："五八肾气衰，发堕齿槁……七八肝气衰，筋不能动，天癸竭，精少，肾脏衰，形体皆极。"意思是说，随着年龄的增长，人体的肾气开始衰弱，随之肝脏等脏器的功能也逐渐衰退。中医认为，肝肾同源，肝藏血，肾藏精，精血互生。肝属木，肾属水，水能生木，若肾水枯竭，则不能生肝木，故肝肾同衰，益寿当补肾养肝并用。

5. 年过半百如何滋水涵木？

答：年过半百应重视药养、食养、养眼、神养。

（1）药养

常用女贞子（图9-4）、山茱萸（图9-5）、枸杞（图9-6）、五味子（图9-7）、墨旱莲、桑葚、怀牛膝、杜仲、覆盆子、狗脊、菟丝子等。二黄丸、桑葚膏等均为补肝肾、养血生精、聪耳明目、延年益寿之名方，对耳聋眼花、筋脉不荣之人尤为适用。

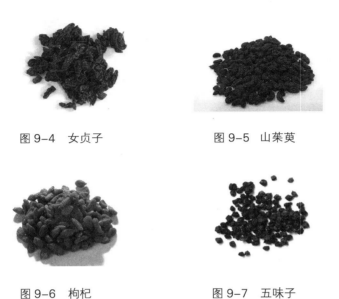

图 9-4 女贞子　　　　　　　　图 9-5 山茱萸

图 9-6 枸杞　　　　　　　　　图 9-7 五味子

（2）食养

①每天1杯绿茶（图9-8），可以降低患癌风险，如乳腺癌、卵巢癌、肝癌、肺癌等。

②多吃紫色食物，如紫葡萄、蓝莓、紫甘蓝、紫茄子、紫洋葱、紫甘薯等，保护心脏，减少痴呆的发病率。同时能增强血管柔韧性，减少心脑血管患病风险。

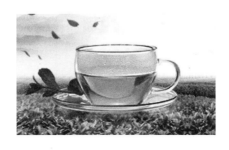

图 9-8 绿茶

（3）养眼

到了近50岁的时候，多数人往往会眼睛变花。中医认为，肝藏血，开窍于目。只有肝气旺盛，肝血充足之时，人的视觉功能才能正常发挥。人活到50岁时，肝功能开始变弱，肝内藏的血液开始减少，胆汁的分泌功能也在减退，视力就会减弱。这个年龄阶段的人养生，主要是保护肝和胆。眼睛不明，很好调治。有一个穴位——睛明穴，时常按摩睛明穴，就可以使眼睛变得明亮起来。

（4）神养

中医强调要保持精神愉快、心情舒畅，尤其要保持乐观心态。感觉年轻，才能活得年轻，可以练书法、跳舞、养花，寻找生活中的乐趣。调节情志，防止过怒伤肝。

6. 为何花甲之年需水火互济？

答：《黄帝内经》上说："六十岁，心气始衰。"心本于肾，肾衰则心枯而心脉败，心属火，主血脉，肾属水，主藏精。正常情况下，精血互生，水火互济，心火下降以温肾水，肾水上济以滋心火，方能达到阴阳平衡。所以，心肾相交方能阴阳相和，水火相济，人体康泰，否则病易生、体易老，故益寿宜用补肾养心法。

7. 花甲之年如何水火互济？

答：花甲之年要重视药养、食养、神养。

（1）药养

常用龙眼肉、柏子仁等。《神农本草经》认为前者"久服，强魄聪明，轻身不老"，后者"安五脏，益气……耳目聪明，不饥不老，轻身延年"。天王补心丸（图9-9）适用于心肾阴亏，虚火上炎。安神补心丸（图9-10）可治思虑过度、神经衰弱引起的头晕、耳鸣、健忘、心悸、失眠等症。

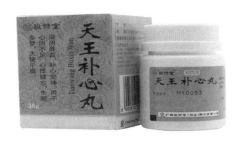

图 9-9　天王补心丸

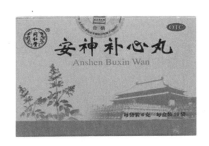

图 9-10　安神补心丸

（2）食养

多吃保护心脏健康的食物，如苹果、豆腐、核桃、香蕉、燕麦、菠菜、番茄、三文鱼等；吃些心肾同补的食物，如小麦、山药、莲子、黑豆、紫葡萄、香菇、银耳、海参等；多吃深红色、黄色、绿色以及十字花科蔬菜，如白菜、圆白菜、芥蓝、西蓝花等，这些食物富含植物营养素，可以净化血液，起到降血脂、抗动脉粥样硬化、抗癌等作用。

（3）神养

中医认为，心主血脉，人身体中血脉的运行（即血液循环）由心气推动，人的精神意识、思维活动由心神支配。如果心气虚，血脉中的气血运行就会减缓，人就会出现体力下降、面色苍白、少气乏力、容易疲倦的状况。"心气虚则悲"，人在精神情志方面，会表现得过于敏感，多虑善悲，容易忧愁，甚至心情抑郁，悲观厌世，严重的还会引发心脏病、更年期综合征、抑郁症等。所以说，60岁的人，养生的侧重点是培补心气，调理情志。

8. 花甲之年要补肾养心，应采取什么样的睡姿保护心脏？

答： 花甲之年"卧如弓"护心脏。

①60岁老人正确的睡觉姿势应该是"卧如弓"——侧卧姿势）。这有助于促进心脏血液循环，使心血管供应充足，预防心脏病变。

②60岁老人会血气下坠，如果排便过于用力，很有可能会晕倒。这是血气运行不能适应猛烈的动作所致。因此，要时刻提醒自己排便慢些，不要太过用力。

9. 为何人生七十需补肾培土？

答： 脾为后天之本，肾为先天之本，两者在生理上互相滋生，病理上互相影响。人体在衰老过程中，脾也起到重要作用。脾胃虚弱，后天不能滋养先天，则引起肾元虚弱，加速衰老的发生。

10. 人生七十如何补肾培土？

答： 人生七十补肾培土要重视药养、食养、神养、慢养。

（1）药养

琼玉膏、人参固本丸（图9-11）、人参健脾丸，以及乾隆长寿医方健脾滋肾壮元方均可选用，对老年人兼有脾肾两虚之证者，上方更为妥当。

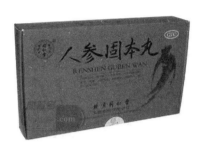

图 9-11　人参固本丸

（2）食养

按时饮食，不能偏食，更不能暴饮暴食。饮食要温度适中，太烫了容易导致食管癌、胃癌；太凉了容易伤及脾胃之阳。另外，进食还要有一个良好的心态，保持一个好的心情，这一点尤为重要。中医认为脾胃是饮食水谷消化吸收、化生气血与营养物质的源泉，当人的脾胃虚弱，食欲下降，消化吸收功能减弱，人体需要的气血与营养物质不足，肌肉、皮肤等营养不良，就会出现肌肉瘦削、皮肤干枯、皱纹色斑增多，衰老之态便显现出来了。所以，人到70岁后，养脾胃就显得很重要。

（3）神养

中医认为人身三宝"精气神"，而老年人由于活动不方便，如"久视伤血，久卧伤气，久立伤骨，久坐伤肉"等行为都会伤害"精气神"。尤其是神的充耗，关系到人的壮老；神的得失，关系到人的昌亡。年老者当慎养之。

（4）慢养

除了慢呼吸，还要慢用脑、慢动作、慢吃、慢睡、慢说话、慢散步，才能达到慢心跳、慢呼吸、慢消耗，进入慢节奏的生命状态，最终达到慢衰老。尤其要做到慢吃，每口饭菜多多咀嚼，给胃肠足够的消化时间。饭后1小时静心呼吸，常用舌头搅拌舌下的唾液，并徐徐下咽。可以进行垂钓（图9-12），修身养性。垂钓具有调身、调心、调息的功效。

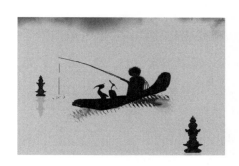

图9-12　垂钓

11. 为何八十之人需滋肾润肺？

答：老年人动则气喘，病则咳嗽，多与肺肾两脏功能失调和衰退有关。肺属金，肾属水，金能生水。肺阴充足，将精气输送于肾，肾阴就会得到补充，保证肾功能旺盛。《黄帝内经》上说："八十岁，肺气衰。"人老体衰，亦伴肺功能严重衰退，可通过滋肾润肺之法延缓衰老。

12. 八十之人如何滋肾润肺？

答：八十之人滋肾润肺要重视药养、食养、低温养、撮谷道、按摩保健穴位合谷等。

（1）药养

枸杞滋肾润肺，山药补肺固肾，五味子补肾益气、生津敛肺止咳，薏米健脾补肺等。黄芪膏、参莲饮等，均具补肺益肾之效。

（2）食养

多吃养肺阴、通肺气的食物，如杏仁、百合、燕窝、银耳、蜂蜜、秋菊花等。选用体温偏低的动植物，如鸭肉、鸭蛋、猪肉、鱼、鳖、竹笋、莴笋、藕等。多吃秋冬季水果，如苹果、橘子、冬枣、雪梨、香蕉、猕猴桃等，可以养阴润肺。

（3）低温养

可适当选择低温食物，锻炼自己的低温生活。喝常温水、温茶，常吃一些阴性食物，如越冬植物冬小麦，地下食物土豆，冬生食物大白菜、萝卜等。

（4）撮谷道

中医认为，肛门与大肠相连接，大肠与肺相表里。将肛门收紧，肺气就不会过多地外泄。缩紧肛门即撮谷道。

（5）按摩保健穴位

有利于肺脏保养，能给肺脏排毒的穴位是合谷穴。按摩合谷穴，可以促进血液循环，保养肺脏。

13. 为何年过九十需调养肾气？

答：年过九旬，肾气即将枯竭而经脉空虚，人体就会出现腰膝酸软、怕冷多病、骨质疏松等症状。总之，由于肾与人的生死病老密切相关，在衰老过程中，随着机体阴阳、气血、精、津液的盛衰虚实变化，肾及心、脾、肺、肝五脏也发生相应改变。故应施以调补方法，补肾益寿，如此方能达到健康长寿，"度百岁乃去"。

14. 年过九十如何调养肾气？

答：年过九十调养肾气要重视药养、食养、动养三方面。

（1）药养

补益肾气可用壮阳之品，如鹿茸、巴戟天、淫羊藿、肉苁蓉、蛤蚧、紫河车等补阳抗衰老。可服成药延生护宝丹、龟龄集等补肾助阳、延年益寿。

（2）食养

可将熟地黄、山茱萸、肉苁蓉、怀牛膝各15 g，水煎取汁，炖排骨，加入葱姜和各种调料，吃肉喝汤，经常食用。可多食养肾的食物，如韭菜、山药、核桃、羊肉、黑豆等。

（3）动养

动则生阳，有利于补肾气。可以经常打打柔和的太极拳（图9-13），健腰壮腰；还要经常慢慢地散步；在阳光明媚的日子，要常出来走动，晒晒太阳，不仅养骨头，而且养神。

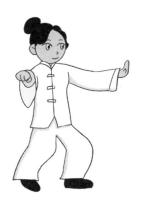

图 9-13　太极拳

15. 如何使肾气不漏？

答：不让肾气漏掉的超简单办法：咬牙切齿。

中医认为，"齿为骨之余"，即齿与骨同出一源，牙齿也为肾中精气所充。所以，经常咬牙切齿也是老年人养肾的好方法。

具体方法：双唇紧闭，屏气咬牙，把上下牙齿整口紧紧合拢，且用力一紧一松地咬牙切齿，紧紧松松反复数十次。

结　语

慢性肾脏病患者保养自己，应做到以下几点：

顺应四时，谨慎起居

调养情志，心态健康

科学饮食，适度调补

运动锻炼，加强保健

[石镜（四川省中医院）　王芳　刁永书　马登艳]

附 录

附录一　肾内科各种常用的实验室检查项目及临床意义

血常规

检查项目	参考值	临床意义
白细胞 （WBC）	（4.0~10.0）×10^9/L	升高见于细菌和病毒感染、严重的组织损伤和坏死、过敏和中毒等；下降见于某些病毒感染、血液疾病等
红细胞 （RBC）	（3.5~5.5）×10^{12}/L	减少见于贫血（如肾功能衰竭患者）；升高见于慢性心肺疾病或血液系统疾病
血红蛋白 （Hb）	110~160 g/L	降低见于贫血
血小板 （PLT）	（100~300）×10^9/L	过少可出现止血困难和出血倾向

尿常规

检查项目	参考值	临床意义
比重 （SG）	1.015~1.030	降低反映远端肾小管浓缩功能减退，可见于慢性肾盂肾炎、重金属和氨基糖苷类抗生素的肾损害、高血压、动脉硬化、慢性肾衰
酸碱度 （pH）	5~7	升高见于泌尿系统感染、某些结石尿和陈旧腐败尿液 降低常见于酸中毒、尿酸盐结石、胱氨酸结石和服用某些酸性药物

续表

检查项目	参考值	临床意义
白细胞 （LEU）	阴性	大量白细胞（2+~3+）和上皮细胞出现提示有尿路感染
尿蛋白 （PRO）	阴性	阳性常见于肾病导致的肾小球和肾小管功能障碍，其他原因导致的血浆蛋白过多，也受剧烈运动、发热、充血性心力衰竭、心包积液和药物影响等
葡萄糖 （GLU）	阴性	阳性提示为肾性糖尿或糖尿病
红细胞 （ERY）	<8 000/ml	升高为血尿，常见于肾小球肾炎、泌尿系结石、膀胱炎、泌尿系肿瘤等

尿沉渣

检查项目	参考值	临床意义
白细胞 （WBC）	<5/Hp（每高倍镜视野小于5个白细胞）	升高：提示尿路感染
红细胞 （RBC）	<3/Hp	升高：为血尿，常见于肾小球肾炎、泌尿系结石、膀胱炎、泌尿系肿瘤等
管型	<1/Hp	管型增多：常提示肾脏实质受损

血生化

检查项目	参考值	临床意义
血肌酐 （SCR）	$60 \sim 120 \ \mu mol/L$ （$0.6 \sim 1.5$ mg/dl）	升高：见于肾功能受损
血尿素氮 （BUN）	$3 \sim 7.0$ mmol/L （$3 \sim 20$ mg/dl）	升高：见于肾功能受损、高蛋白膳食、高热、感染、消化道出血、脱水等 降低：a.生成减少（低蛋白质饮食，肝衰竭）；b.排泄增多（吐、泄、多尿）。肾衰竭透析后，由于尿素分子量较肌酐小，易于透析出去，故血尿素氮比肌酐低；如饮食减少或合并呕吐、腹泻也会导致血尿素氮相对较低，此时称低氮质血症
尿酸 （UA）	男性：$268 \sim 488 \ \mu mol/L$ 女性：$178 \sim 387 \ \mu mol/L$	超出正常范围可见于慢性高尿酸血症肾病、肾结石、急性尿酸性肾病

检查项目	参考值	临床意义
二氧化碳 结合力 （CO_2–CP）	22～31 mmol/L	升高：可见于呕吐引起的胃酸大量丧失、肾上腺皮质功能亢进及肾上腺皮质激素使用过多、缺钾及服用碱性药物过多而出现代谢性碱中毒；呼吸道阻塞、重症肺水肿、肺源性脑病等引起的呼吸性酸中毒 降低：可见于尿毒症、糖尿病酮症、休克、严重腹泻、慢性肾上腺皮质功能减退等引起的代谢性酸中毒；呼吸中枢兴奋等引起的呼吸性碱中毒
胱抑素C （cystatin C）	0.6～1.03	升高：见于肾功能受损
总蛋白 （TP）	60～80 g/L	下降多见于肝功能受损、营养不良等
白蛋白 （Alb）	35～50 g/L	下降多见于蛋白质热量营养不良、肾病综合征、肾小球肾炎、糖尿病、系统性红斑狼疮
球蛋白 （Glob）	20～30 g/L	升高：见于肺结核、肝硬化等 降低：多为肾上腺皮质激素与免疫抑制剂的使用
血清补体 （C3）	600～1600 g/L	下降见于急性感染后肾炎、系膜毛细血管性肾炎及狼疮性肾炎
血钙 （Ca）	2.12～2.75 mmol/L	慢性肾功能衰竭患者常见低钙血症及高磷血症 太高：会引起肌肉无力，恶心和呕吐 太低：会引起肌肉痉挛和骨骼疾病
血钾 （K）	4.1～5.6 mmol/L	升高：可出现疲乏无力、肌力软弱、腱反射减弱或消失、窦性停搏、心律失常，甚至心搏骤停 降低：可出现视力减退，肢体瘫痪、胃肠麻痹、尿潴留、鱼口状呼吸、膝反射迟钝以至消失、心律失常，甚至心搏骤停
血磷 （P）	0.87～1.45 mmol/L	急、慢性肾功能不全及慢性肾炎晚期会出现血磷升高
总胆固醇 （TC）	3.9～6.5 mmol/L	高胆固醇血症常见于肾病综合征
甘油三酯 （TG）	0.11～1.76 mmol/L	肾病综合征可见高甘油三酯血症

续表

检查项目	参考值	临床意义
血糖（GLU）	3.9~6.1 mmol/L	太高：会引发心脏病、失明和神经损害，加重口渴症状 太低：会引起神经衰弱、精神错乱，甚至昏迷和死亡
尿渗透压		
尿渗透压	700~1 000 mmol/L	降低表示肾小管浓缩功能减退
尿酚红排泄试验		
尿酚红排泄试验	酚红排泄 15分：25~30% 120分：>55%	下降表示肾功能受损，排出受阻提示尿路梗阻、肝脏病变；另外甲亢、高血压、心衰及显著水肿时也可出现酚红排泄受阻，有些药物如青霉素、利尿药也会影响酚红排泄

附录二　高钾、高磷、高嘌呤食物一览表

（一）高钾、低钾食物及去钾烹调方法

高钾食物 （含钾量 >250 mg/100 g）	几乎所有的干果：果脯、杏干、无花果、提子干、榛子 豆类及其制品：大豆、蚕豆、芸豆、绿豆、黑豆、赤小豆、绿豆面等 菌类：银耳（干）、蘑菇、口蘑、木耳（干）等 腌制食品：腌菜、酱菜等 海产品：紫菜、虾米、海带等 蔬菜：扁豆、竹笋、马铃薯、菠菜等 水果：香蕉、榴梿、椰子、香石榴、橘子等 饮料类：啤酒、水果汁等
低钾食物 （含钾量 <100 mg/100 g）	蔬菜：方瓜、木瓜、小西胡瓜、节瓜、绿豆芽、葫子、佛手瓜、冬瓜、白萝卜缨 水果：芦柑、鸭梨、白兰瓜等
厨房降钾技巧	蔬菜焯水 多选择瓜类蔬菜 避免"汤泡饭" 含高钾的根茎类蔬菜，如马铃薯，应先去皮，切成薄片，浸水再煮 先切后洗

（二）主要的高磷食物及厨房降磷技巧	
主要的高磷食物	生果类及硬壳果类：所有干果、硬壳果、花生、核桃、栗子等 蔬菜及豆类：大豆类、粟米、薯片、薯条、菠菜等 杂豆类：蚕豆等 菌类：香菇、冬菇、蘑菇等 肉类：肝、心、肠、脑、肾、脊髓、牛仔肉等 高脂肪类：沙丁鱼、连骨吃鱼、鱼子、虾米、鲤鱼、鱿鱼等 奶类和制品：奶昔、布丁、奶油、干酪等 五谷类：全麦壳类、面包、麦片等 其他：蛋黄、朱古力、朱古力饮品、炖品、肉汤、深色饮料如可乐类
降磷技巧	煮鸡蛋：弃蛋黄，吃蛋白 水煮肉法：将肉汤弃去，食肉 捞米饭 避免摄入加工食品、食品添加剂和防腐剂、饮料等，尽量摄入天然食物

（三）嘌呤食物含量表	
第一类：含量很少或不含嘌呤（可随意选用的）	谷类：精白米、精白面粉、各种淀粉、精白面包、饼干、馒头、面条、通心粉等 蛋类：各种蛋及蛋制品 乳类：各种鲜奶、炼乳、奶酪、酸奶及其他奶制品 蔬菜类：卷心菜、胡萝卜、青菜、黄瓜、茄子、莴笋、甘蓝、南瓜、西葫芦、冬瓜、番茄、萝卜、土豆、黄芽菜、鸡毛菜、雪里蕻、各种薯类、洋粉冻等 水果类：各种鲜果及干果、果酱、果汁等 饮料：淡茶、碳酸饮料等
第二类：嘌呤含量较少，每周可选用4次，每次少于100 g（每100 g含嘌呤少于75 mg）	芦笋、花菜、四季豆、青豆、菜豆、鲜蚕豆、鲜黄豆、菠菜、蘑菇、麦片、蟹、牡蛎、鸡肉、羊肉、火腿、麸皮面包等
第三类：嘌呤含量较高，每周可选用1次，每次少于100 g（每100 g含嘌呤75~150 mg）	扁豆、鲤鱼、鲈鱼、贝壳类水产品、猪肉、牛肉、牛舌、小牛肉、鸡汤、鸭、鹅、鸽子、鹌鹑、兔、肉汤、鳝鱼、鳗鱼等
第四类：嘌呤含量最高，应避免食用（每100 g含嘌呤150~1 000 mg）	胰脏、凤尾鱼、肝、肾、脑、肉汁、沙丁鱼等

附录三　慢性肾脏病患者一日三餐安排一览表

四川大学华西医院临床营养科一日食谱

编号：6J40083　　　食谱名称：CKD 治疗饮食　　　全天总费用：　　0.00

餐别	菜品名称	原料	重量（g）	打印原料量（g）	单价	加工前重（g）	总价
早餐							
	冲藕粉	藕粉	50.000			50.00	
	花卷	小麦粉(标准粉)	50.000			50.00	
	糖拌番茄	番茄(西红柿)	75.000			75.00	
		白砂糖	10.000			10.00	
午餐							
	米饭	稻米(均值)	50.000			50.00	
	肉末粉条	粉条	75.000			75.00	
		猪肉(瘦)	50.000			50.00	
	午餐用油	菜籽油(清油)	15.000			15.00	
	西芹炒百合	百合	50.000			50.00	
		芹菜(白茎、旱芹、药芹)	100.000			100.00	
晚餐							
	拌西兰花	西兰花(绿菜花)	75.000			75.00	
	米饭	稻米(均值)	50.000			50.00	
	晚餐用油	菜籽油(清油)	15.000			15.00	
	莴笋兔丁	莴笋(莴苣)	75.000			75.00	
		兔肉	50.000			50.00	

全日营养成分一览表

热量（kcal）	蛋白质（g）	碳水化合物	脂肪（g）	胆固醇（mg）	膳食纤维（g）
1 533.45	40.37	260.64	36.61	70	6.53
维生素B$_1$（mg）	维生素B$_2$（mg）	维生素A（µg RE）	烟酸（mg）	维生素C（mg）	维生素E（mg）
0.7	0.42	1 034.25	10.96	76.5	23.45
叶酸（µg）	钙（mg）	磷（mg）	钠（mg）	钾（g）	镁（mg）
72.92	200.95	594	193.76	1 227.6	154.7
铁（mg）	锌（mg）	铜（mg）	锰（mg）		
23.59	7.17	1.25	3.14		

热能比例

　　　　　　蛋白质　　　　碳水化合物　　　脂肪
　　　　　　10.53%　　　　67.99%　　　　21.49%

附录四　常用口服降糖药的使用方法与注意事项一览表

分类	名称	作用	服用时间	不良反应	禁忌证
磺脲类	格列苯脲	降低空腹血糖和餐后血糖	餐前15~30分钟服用	低血糖、恶心、呕吐、腹痛、腹泻、过敏反应、头晕、体重增加	1型糖尿病患者不可单独使用严重肝肾功能不全、严重急性感染、大手术、创伤、合并糖尿病并发症、妊娠和哺乳
	格列喹酮				
非磺脲类	瑞格列奈	降低餐后血糖	饭前即刻口服	腹泻、呕吐、短暂视力障碍、轻度低血糖、体重增加、暂时性轻度增高	1型糖尿病、严重肝肾功能不全、糖尿病急性并发症、妊娠及哺乳
	那格列奈				
双胍类	二甲双胍	降低空腹和餐后血糖	进餐中间服用或餐后立即服用	食欲减退、恶心、呕吐、腹泻、口腔金属味、皮疹、乳酸性中毒	肾功能不全、严重肝功能不全、严重急性感染、大手术、创伤、胃肠道疾病、心肺功能不全、合并糖尿病急性并发症、妊娠及哺乳
α-葡萄糖苷酶抑制剂	阿卡波糖	降低餐后血糖	餐时嚼服	腹胀、排气增加、腹痛、腹泻、乳酸性中毒、皮疹、头晕、乏力、用药数周后可减轻或消失	严重肾功能不全、严重肠道疾病、18岁以下、糖尿病酮症酸中毒、妊娠及哺乳
	伏格列波糖				
胰岛素增敏剂类药物	罗格列酮	降低空腹血糖和餐后血糖	空腹或进餐时	水肿、增加骨折风险、增加体重、头晕、乏力、恶心呕吐、食欲减退、腹泻等	严重肝肾功能不全、1型糖尿病、妊娠和哺乳、心力衰竭、严重骨质疏松和骨折
	吡格列酮				

参考文献

[1] 蔡益明.血液净化分册[M].长沙:湖南科学技术出版社，2009.

[2] 常立阳，张红梅.慢性肾脏病患者运动训练的研究进展[J].国际移植与血液净化杂志，2008，6（1）：7-9.

[3] 常丽.水肿的皮肤护理及饮食调养[J].江苏中医杂志，1993，14（12）：32.

[4] 陈灏珠，林果为，王吉耀.实用内科学下册[M].北京：人民卫生出版社，2013.

[5] 陈灏珠，钟南山，陆再英，等.内科学[M].北京：人民卫生出版社，2014.

[6] 陈孟华.肾脏疾病家庭必备手册[M].银川：宁夏少年儿童出版社，2010.

[7] 陈敏章，邵丙扬.中华内科学[M].北京：人民卫生出版社，1999.

[8] 陈名杰.代谢综合征血脂异常的特点及治疗研究进展[J].心血管病学进展，2011，32（1）：104-105.

[9] 陈香美，魏日胞，蔡广研.慢性肾脏病第1版[M].北京：军事医学科学出版社，2014.

[10] 陈香美.腹膜透析标准操作规程[M].北京：人民军医出版社，2010.

[11] 陈燕，陈练，任星峰.体育锻炼对慢性肾脏病患者心理健康的影响[J].华南国防医学杂志，2011，25（3）：255-260.

[12] 成梅初.肾脏病患者宜与忌第二版[M].辽宁：科学技术文献出版社，2013.

[13] 程文荣，马迎春.慢性肾脏病患者的运动康复[J].中国血液净化，2012，11（11）：636-638.

[14] 崔文英，郑一宁.慢性肾病社区护理及自我管理[M].北京：人民军医出版社，2008.

[15] 刁永书，石运莹，陈懿，等.慢性肾脏病患者的随访管理模式初探[J].四川医学，2014，35（3）：333-335.

[16] 段永昌，姜娜.运动干预改善慢性肾病的研究进展[J].福建体育科技，2013，32（6）：39-41.

[17] 范永华，张伟，杨振楠. 维持性血液透析患者便秘的治疗体会[J]. 吉林医学，2013，34（29）：6102–6103.

[18] 谷波，谭其玲，陶冶. 解读肾移植[M]. 北京：科学出版社，2012.

[19] 郭融，吴一帆，刘旭生，等. 运动疗法在慢性肾脏病患者中运用的研究进展[J]. 广东医学，2012，33（2）：287–289.

[20] 韩平. 糖尿病治疗新进展[J]. 内蒙古中医药，2014，33（1）：121–121.

[21] 姜树军，汪丽芳，杨文. 下肢水肿的常见原因[J]. 中华保健医学杂志，2010：12（5）.

[22] 蒋希，董岸鸶. 血液透析患者便秘原因及护理措施[J]. 临床误诊误治，2011，24（5）：151–152.

[23] 金丽萍，卜海华，刘丹颖. 心理护理在糖尿病肾病护理工作中的应用效果研究[J]. 中国疗养医学，2013，22（12）：1123–1124.

[24] 刘博，郝桂香，郑燕飞，等. 复方青秦液治疗痛风性肾病疗效观察[J]. 山东医药，2013，53（32）：33.

[25] 刘长建. 下肢水肿病因和鉴别诊断[J]. 中国实用外科杂志，2010，30（12）.

[26] 刘健，宋毅斐. 内分泌系统疾病[M]. 北京：人民卫生出版社，2014.

[27] 刘晓燕，吕春兰，周路琦，等. 糖尿病[M]. 北京：科学技术文献出版社，2011.

[28] 刘颖，张宏娟. 高脂血症[M]. 北京：中国医药科技出版社，2014.

[29] 刘永兰，赵喜荣，李燕. 高脂血症的危害及其预防对策[J]. 中国医学创新，2012，9（26）：150–151.

[30] 刘玉梅，汪年松. 慢性肾脏病患者妊娠的研究进展[J]. 中国中西医结合肾病杂志，2013，1（14）81–83.

[31] 刘志红，刘章锁. 肾脏病科普丛书[M]. 郑州：郑州大学出版社，2013.

[32] 马汴梁. 肾脏疾病饮食调养第二版[M]. 北京：金盾出版社，2013.

[33] 牟科媛. 痛风性肾病中医治法方药与现代医学病理药理探析[J]. 辽宁中医药大学学报，2014，16（5）：11–13.

[34] 万毅刚，万铭，范钰等. 中药对糖尿病肾病肾保护作用的实验研究[J]. 江苏中医，2001，22（2）：38–39.

[35] 王明军，丁瑞恒，伍巧源，等. 82例特发性膜性肾病患者的流行病学调查及临床病理分析[J]. 广西医科大学学报，2014，31（4）：583–586.

[36] 文艳秋，刁永书. 肾脏内科护理手册[M]. 北京：科学出版社，2011.

[37] 文艳秋. 实用血液净化护理培训教程[M]. 北京：人民卫生出版社，2010.

[38] 翁建平. 糖尿病规范化诊疗手册[M]. 北京：人民军医出版，2014.

[39] 吴华. 慢性肾脏病的防治[J]. 北京医学，2009，31（3）：169–170.

[40] 吴建华，范亚平. 慢性肾脏病与运动[J]. 中国血液净化，2010，9（9）：510–512.

[41] 伍都超.肾病综合征的中药治疗[J].现代医药卫生，2008，24（2）：249–250.

[42] 徐钢.肾脏病诊疗指南第三版[M].北京：科学出版社，2013.

[43] 徐妙娟，童慧娟.护理干预对防治维持性血液透析患者便秘的效果观察[J].护理与康复，2011，10（7）：609–610.

[44] 薛耀明，张倩，李晨钟.痛风防治实用指导[M].北京：人民军医出版社，2011.

[45] 杨光.慢性肾炎简便自疗[M].北京：人民军医出版社，2012.

[46] 杨毅，于凯江.重症肾脏病学[M].上海：上海科学技术出版社，2014：269.

[47] 杨智勇，李元宁.肾性骨病诊疗现状[J].中国医药导报，2013，10（5）：35.

[48] 姚平，汪茂荣.糖尿病的预防、治疗与护理[M].武汉：湖北科学技术出版社，2012.

[49] 叶启发，明英姿.肾移植患者必读[M].长沙：中南大学出版社，2007.

[50] 尤黎明，吴瑛.内科护理学第4版[M].北京：人民卫生出版社，2006.

[51] 于宏.加强心理护理对肾病综合征患者心理及生活质量的影响[J].中华肾脏病杂志，2014，30（33）：152–153.

[52] 于为民.肾内科疾病诊疗路径[M].北京：军事医学科学出版社，2014.

[53] 余学清.腹膜透析治疗学[M].北京：科学技术文献出版社，2008.

[54] 余学清.肾内科临床工作手册[M].北京：人民军医出版社，2013.

[55] 张东亮，王质刚.终末期肾脏疾病患者进行体能锻炼的研究进展[J].国外医学移植与血液净化分册，2004，2（5）：5–8.

[56] 张小梅，王爱萍，魏迎凤，等.护理干预对维持性血液透析患者便秘的影响[J].现代中西医结合杂志，2010，19（5）：604–605.

[57] 张晓玲.肾病综合征并发阴囊水肿的护理[J].中国伤残医学，2013，21（5）：323.

[58] 张英，张丽娟.实用肾病护理[M].北京：人民军医出版社，2013.

[59] 赵文娟，杨乃龙.内分泌和代谢病功能检查[M].北京：人民卫生出版社，2013.

[60] 郑惠淑.糖尿病患者居家使用胰岛素笔的健康教育要点[J].中国疗养医学，2013，（7）：631–632.

[61] 朱有华.肾移植手册[M].北京：人民卫生出版社，2010.

[62] David W Haslam, W Philip T James. Obesity[J]. Lancet, 2005, 366: 1197–209.

[63] Frances Kam Yuet Wong, Susan Ka Yee Chow, Tony Moon Fai Chan.Evaluation of a nurse–led disease management program for chronic kidney disease: A randomized controlled trial[J]. International Journal of NursingStudies, 2010, 47: 268–278.

[64] 米杰，王天有，孟玲慧，等.中国儿童青少年血压参照标准的研究制定[J].中国循证儿科杂志，2010，5（1）：4–14.

[65] 李玲玲，许诺，李秋.儿童慢性肾脏疾病的KDIGO指南诊治标准解读[J].儿科药学杂志，2015，21（6）：54-57.

[66] JM Dionne. Evidence-based guidelines for the management of hypertensionin children with chronic kidney disease[J]. Pediatric Nephrology, 2015, 30(11)：1919-1927.

[67] KDOQI Work Group. KDOQI Clinical Practice Guideline forNutrition in Children with CKD：2008 update. Executive summary[J]. Am J Kidney Dis, 2009, 53（3 Suppl 2）：S11-S104.

[68] 万建新.慢性肾脏病患者的妊娠问题：慎重评价与妥善管理[J].肾脏病与透析肾移植杂志，2017，26（5）：451-452.

[69] 李荣山，张燕.慢性肾脏病患者的妊娠问题[J].肾脏病与透析肾移植杂志，2017，26（5），453-454.

[70] 王锋，汪年松，邢涛，等.妊娠相关肾损伤的临床调查[J].中国中西医结合肾病杂志，2010，11（5）：427-430.

[71] Bramham K, Briley AL, Seed PT, et al. Pregnancy outcome in women with chronic kidney disease： a prospective cohort study[J]. Reprod Sci, 2011, 18(7)：623-630.

[72] 汪燕，姚强，周莉，等.慢性肾脏病妇女妊娠相关问题研究进展[J].中国中西医结合肾病杂志，2017，18（8）：741-743.

[73] Piccoli GB, Cabiddu G, Attini R, et al. Risk of Adverse Pregnan-cy Outcomes in Women with CKD[J]. Am Soc Nephrol, 2015, 26(8)：2011-2022.

[74] Zhang JJ, Ma XX, Hao L.A Systematic Review and Meta-Analysis Of Outcomes of Pregnancy in CKD and CKD Outcomes in Pregnancy[J]. Clin J Am Soc Nephrol, 2015, 6, 10(11)：1964-1978.

[75] 陈樱花.慢性肾脏病与妊娠[J].肾脏病与透析肾移植杂志，2017，26（3）：263.

[76] 田瑞，周芸.慢性肾脏病概念及分期诊断标准的演变和现状[J].国际移植与血液净化杂志，2018，1（16）：1-3.

[77] Zhang L，Iong J，Jiang W，et al. Trends in chronic kidney disease in China[J]. N Engl J Med, 2016, 375（9）：905-906.

[78] 王青青，葛星.肾病综合征脂质代谢紊乱机制及诊疗进展[J].临床肾脏病杂志，2018，12（18）：788-792

[79] 尤黎明，吴瑛.内科护理学（第5版）[M].北京：人民卫生出版社，2012.

[80] 白媛，胡晓芸.新型抗凝药物防治静脉血栓栓塞症的研究进展[J].国际呼吸杂志，2016，36（15）：1197-1200

[81] 李玉杰.肾病综合征患者的饮食治疗及护理[J].医学伦理与实践，2012，25（1）：86-87

[82]　贾伟平，陆菊明.中国2型糖尿病防治指南（2017年版）[J].中华糖尿病杂志，2018，1（10）：2-3.

[83]　郭晓蕙.中国糖尿病患者胰岛素使用教育管理规范[M].天津：天津科学技术出版社，2015.

[84]　程梁英，周莉，付平.糖尿病肾脏疾病的早期诊断与治疗[J].临床肾脏病杂志，2016，16（4）：197-198.

[85]　胡仁明.糖尿病肾病防治专家共识（2014年版）[J].中华糖尿病杂志，2014，6（11）：792-794.

[86]　李静，梁田田，王文健.糖尿病肾病的早期诊断[J].中华肾脏病杂志，2017，33（6）：471-472.

[87]　宴玫，梁泽.品管圈对2型糖尿病患者胰岛素规范注射的影响[J].检验医学与临床，2016，12（13）：3346-3347.

[88]　葛均波，徐永健.内科学第8版[M].北京：人民卫生出版社，2013.

[89]　刘东伟，潘少庆，刘章锁.糖尿病肾病的临床危险因素[J].中国实用内科杂志，2017，3（27）：189-191.

[90]　宗慧敏，王霞，刘春蓓，等.肥胖相关性肾病代谢指标的特点[J].肾脏病与透析肾移植杂志，2018，27（05）：401-406.

[91]　Forouzanfar MH, Afshin A, Alexander LT, et al. Global, regional, and national comparative risk assessment of 79 behavioural, environmental and occupational, and metabolic risks or clusters of risks, 1990–2015: a systematic analysis for the Global Burden of Disease Study 2015[J]. Lancet, 2016, 388(10053): 1659–1724.

[92]　许杨，焦军东.肥胖相关性肾病的研究进展[J].医学综述，2018，24（05）：936-940.

[93]　董燕飞，殷小文，符雪松，等.肥胖相关性肾病营养干预治疗的应用进展[J].河北医科大学学报，2016，37（03）：361-363.

[94]　王焱，赵华.肥胖相关肾病的治疗进展[J].中华保健医学杂志，2017，19（06）：543-544.

[95]　胡珂，陆志强.肥胖的药物、手术和介入治疗[J].世界临床药物，2018，39（03）：199-203.

[96]　党西强，易著文.狼疮性肾炎诊治循证指南（2016）解读[J].中华儿科杂志，2018，56（2）：95-99.

[97]　王立，李梦涛，张烜.狼疮肾炎治疗：解读指南，关注进展[J].临床荟萃，2016，31（5）：470-474.

[98]　中华医学会儿科学分会肾脏病学组.狼疮性肾炎诊治循证指南（2016）[J].中华儿科杂志，2018，56（2）：88-94.